U0119568

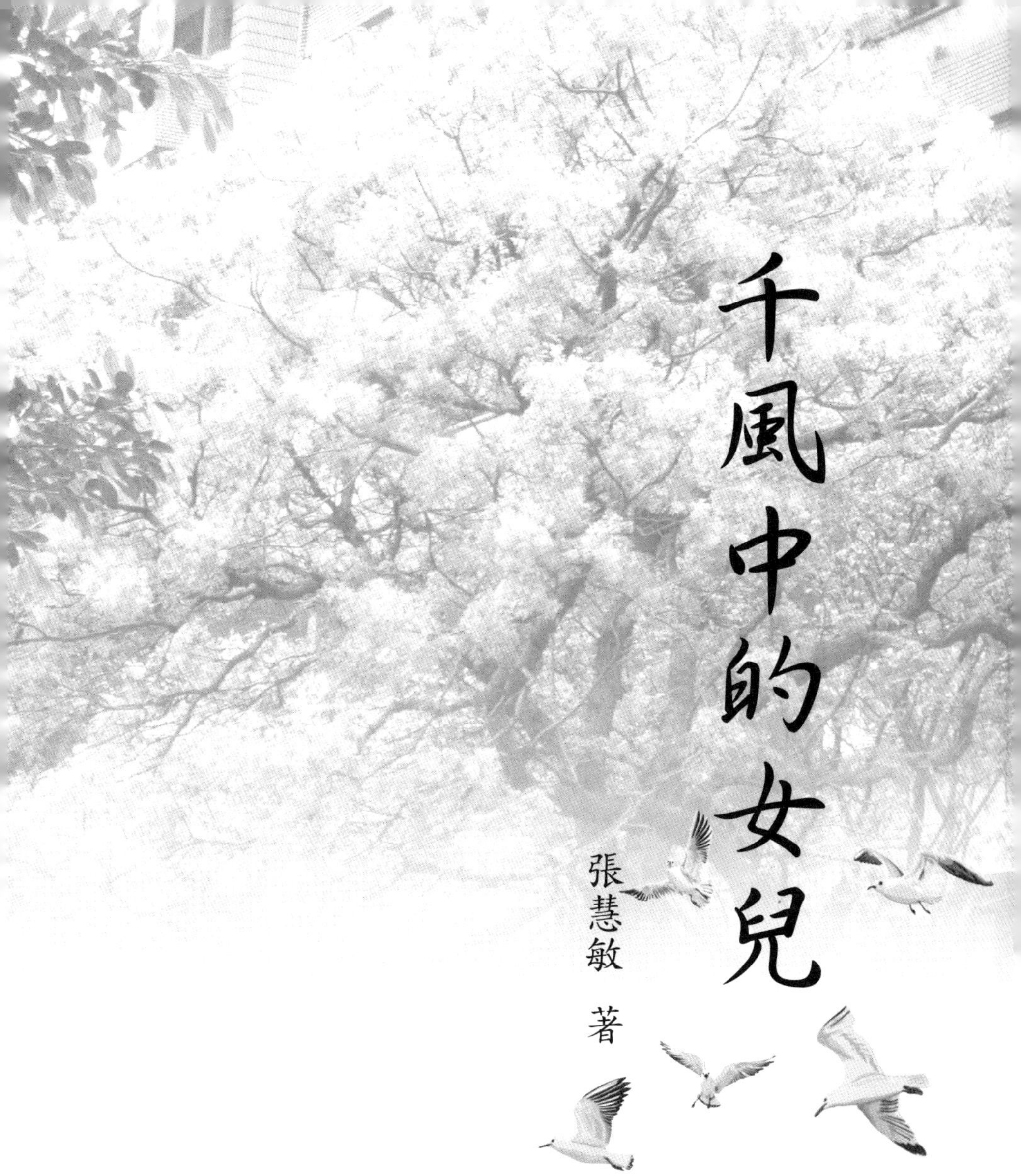

千風中的女兒

張慧敏　著

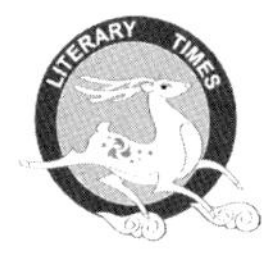

博客思出版社

早已與女兒約定一起寫書

雖然她已遠去

卻留給我更大動能完成這本書

此書是為我摯愛的女兒而寫

也同時獻給正蒙遭苦痛

但永不放棄的偉大靈魂

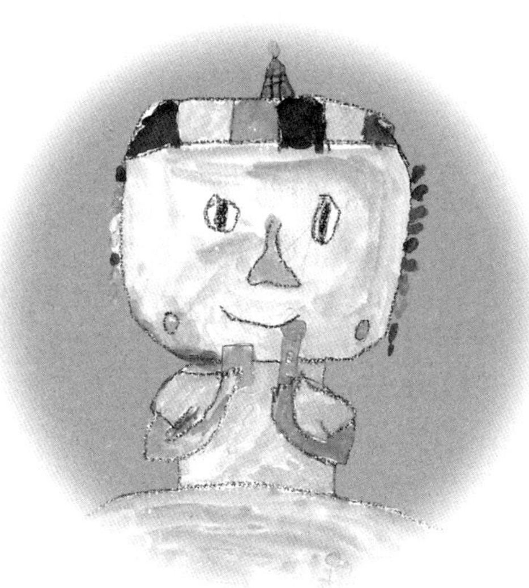

CONTENTS 目錄

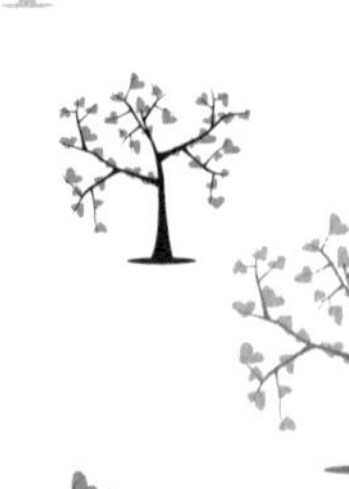
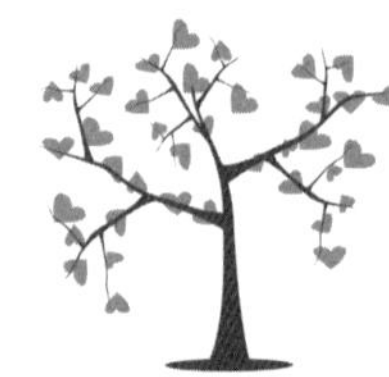

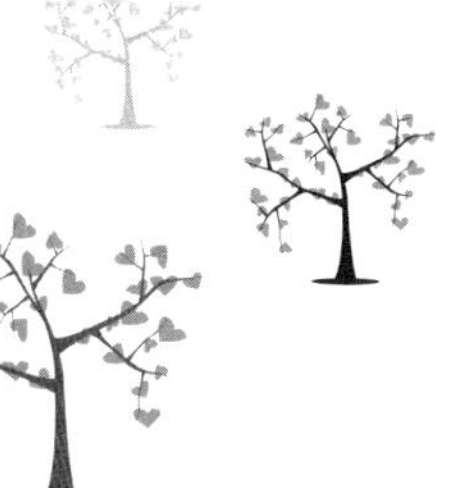

Part 3

激盪出生命最燦爛耀眼的樂章

Part 4

人生下一階段

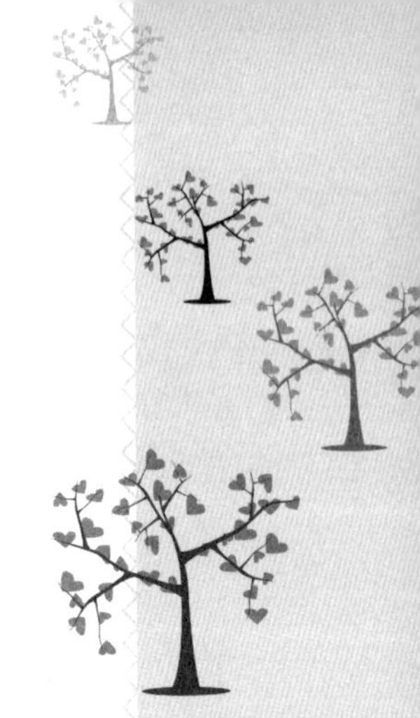

Part 5

老師寫給軒軒的信

Part 6

媽媽寄給軒軒的信

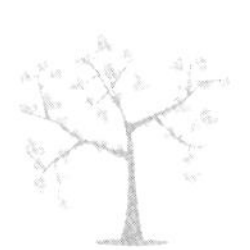

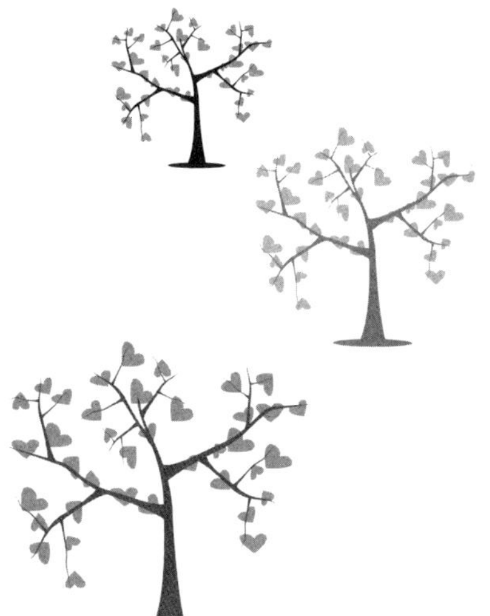

推薦序1

憶軒軒

上個月季軒媽媽來門診，也帶來了紀念初稿，希望我能寫一篇文章紀念季軒。我當下就答應了，可是事情一多總無法把書稿一氣呵成看完。總算撥時間看完，不禁由衷動容，軒軒媽媽對女兒呵護之用心令人感動。

季軒不是在台大接受肝臟移植的第一個兒童，但卻是我們在挑戰極限時，甚具關鍵的一位小朋友。季軒在一九九九年十二月六日接受肝臟移植，剛好十個月大一點，體重也只有4.5公斤，屬高風險之移植病人，在當時是國內最小的換肝人。

記得當時季軒外公心疼女兒，對移植手術並不很贊成。季軒媽媽獨排眾議，一心一意要救女兒，這一幕對我而言印象深刻，整個團隊也為之感動。經過討論，決定進行此項手術。季軒的故事，不僅提升醫療人員勇於挑戰困難的決心，也讓我們知道家人對病人支持的重要性。

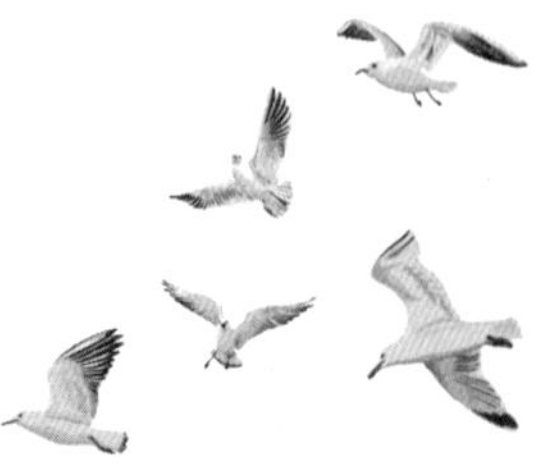

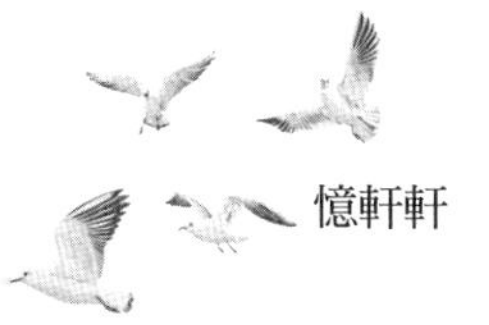

季軒是一個很乖巧合作的病人，也許因自小生病讓她顯得更懂事。這幾年來我可以感受到季軒的爸爸媽媽的努力，幾乎生活皆以季軒為中心，尤其季軒媽媽表現母愛的偉大。大部份的門診是媽媽陪季軒來，每次的檢查治療相當辛苦，但季軒相當勇敢，從未害怕。我想家庭的支持，讓她能支撐下去。看在醫護人員的眼中相當不忍，也敬佩季軒父母的全力付出。季軒有幸在父母無微不至呵護下，遺憾無法和一般小朋友快樂長大成人，但相信她在家人溫暖的呵護下，仍會感到幸福的。

季軒歷經兩次肝臟移植，在世上與家人相處14年，也和醫院的醫師伯伯阿姨建立深厚的感情，季軒的離去令照顧過她的醫療人員傷感，但季軒的爸爸、媽媽、外公們相信更加不捨，季軒的病情經常是我們移植討論會被提出的例子，希望讓其他的病人能得到更佳的照護品質。季軒書稿中顯露出父母對季軒的追憶及歉疚之情，我相信季軒的就醫過程展現出來的勇氣給我們上了一課，每個人還是要陽光地生活下去。整個醫療團隊也祝福季軒在另一個世界幸福快樂，更期盼季軒的爸媽也要勇敢的走出傷痛，繼續開創正常的生活。

台大肝臟移植外科　李伯皇　教授

推薦序2

愛的啟示

認識季軒與媽媽實在是緣份。回想小小可愛的季軒得到膽道閉鎖的疾病，瘦小黃黃的身影，令人憐惜。季軒媽媽偉大的母愛令人感動。雖然家人不捨媽媽捐肝，季軒媽媽却不為所動，其愛心與誠意的堅持，感動了外科李伯皇教授及我們的兒童肝膽團隊，季軒也成為當時台灣最小的換肝人。

季軒媽媽將軒軒換肝後的生活，以及後來再次換肝後酸甜苦辣的心路歷程化為文字，出版成為一本書，令人感動。有許多事情，若非親身經歷，實在很難想像與了解。在病房看到季軒，都一次比一次地更看到她的身心成長。很難想像她年紀雖小，却有如此豐富的閱讀生命的經歷。我與季軒媽媽同樣的感受到軒軒所接受的生命的考驗與偉大的毅力。

我們從季軒媽媽的書中，學習愛惜生命的每一階段。季軒媽媽的書中充滿了懷念

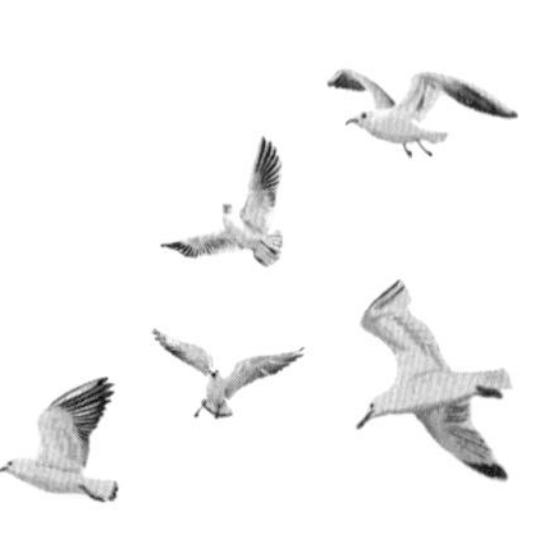

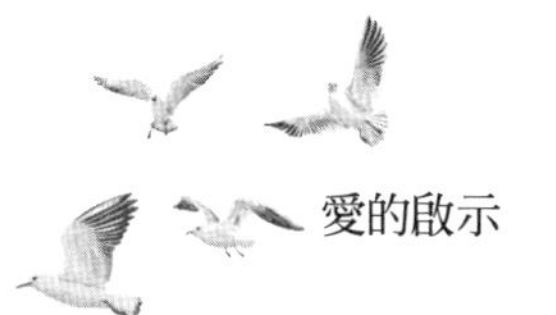

與不捨，更重要的是一種珍愛生命的訊息。其實不論是身為最高位，或者非常弱勢的人，不論是剛出世新生兒短暫的生命，或是長壽的人瑞，總有離開世界的一天。生命最重要的是要活得有意義。

回首而看，季軒的生命價值無限，換肝後的生命寶貴而有意義。當初換肝的決定是正確的。季軒媽媽偉大的捐肝愛心奉獻令人佩服，也造就了季軒寶貴的生命的延續，使我們心中永存她溫柔可愛的笑容。

我們對於疾病末期的兒童安寧緩和醫療照護愈來愈重視，也謝謝季軒媽媽的提醒。目前台大兒童醫院也正努力加強這方面的照護，從人才培育做起。假以時日應該會做的更好。

台大醫院小兒部　張美惠　教授

推薦序3

陪她們穿風涉水

世間最真實的感情，莫過於母親對孩子的愛，而病苦死別則是凡人塵世中最難以承受的痛，若非親身經歷，所謂的同理心或感同身受，大多只能走馬看花，猶如穿過一陣風，涉過一小段水，似乎知道風強水急，卻又感受不深，不一會兒，回到風平浪靜，曾經發生的事，似乎從不存在。但生命中最珍貴，而且可以永久留存的片段，幾乎都存在這風、水之中。季軒是一位膽道閉鎖的女孩，母親在她離開之後，用這本書分享了她的生命歷程，每一篇，都是季軒留給這世界最珍貴的寶藏。

和季軒一家人結緣，在季軒第一次移植之前，那時候季軒瘦弱黝黑，由於體重太輕，即使已經有了許多兒童移植成功的經驗，要決定讓眼前的小孩面對那麼複雜而危險的手術，是一個極大的挑戰，對於母親和家人，更是一個困難而且不得不的抉擇。當時的季軒無法選擇自己要走的路，經過一番仔細的評估和討論，媽媽決定捐

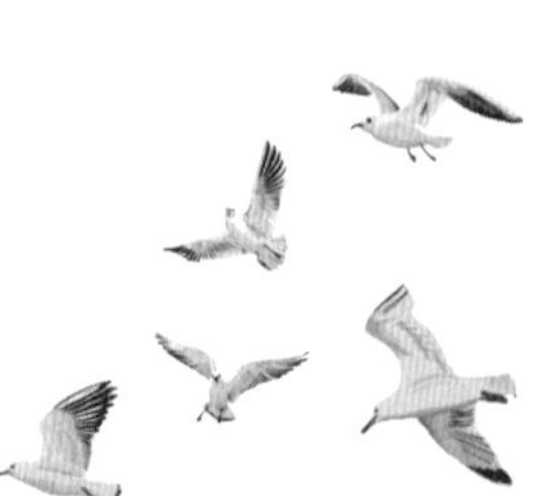

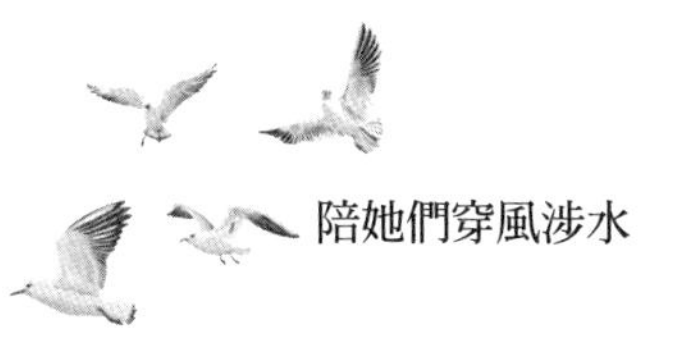

贈自己部分的肝臟，讓孩子的生命得以延續。自此，季軒的生命經歷了許多奇蹟和考驗。移植後的顱內出血，讓她昏迷了一段時日，一度幾乎所有的人都認為，她已經回天乏術。她的康復，在當時是一件奇蹟，但是，一次的奇蹟，並不能夠讓她從此順順利利，過一個普通小孩的生活，她必須面對的，是往往連大人，甚至醫護人員都難以面對的生死難題。移植後，季軒的新肝臟發生不明原因的纖維化，後續引發的門靜脈高壓和腸胃道出血，都讓季軒經歷過許多常人難以忍受的檢查和治療。即使維持過一段時間的穩定，但肝臟功能的持續惡化，使得她必須接受第二次的移植。

長大後的季軒話不多，優雅的舉止中處處流露著平靜，回答問題的時候總是直接而且簡單，似乎在敘述著一件極為平常而且似乎和自己無關的事，很難想像這個少女曾經歷過兩次肝臟移植手術和許多的生死交關。每當她健康上出現問題，參與討論的各科醫師和專家，常常被複雜的醫療問題所困擾，甚至感到不知所措，但季軒和她的家人總是不斷以自己的勇氣和力量，支持鼓勵著身邊的人，一起面對疾病，讓我們親眼看到，有了愛，生命可以如此強韌。

季軒的生命歷程，表面上崎嶇坎坷，似乎找不到任何與幸福、快樂有關的詞語可以形容，但是在這本書中，母親透過深刻的文字和發自內心的情感，記錄了女兒精彩的一生，以及陪伴女兒時許多不為人知的過程和心情轉折，除了思念與感傷，文章中有更多內容，散發出積極創造生命的喜悅和感激；家人和師長的書信中，更見證了這個女孩的勇氣和善良。身為曾照顧季軒的醫師，在季軒生病的過程中，常有機會與季軒的媽媽和家人討論病情，偶而也會談到疾病以外的一些事，對於季軒可以說「很熟」，看過這本書的初稿，彷彿再一次看到季軒，也更了解季軒和媽媽度過的許多苦辣酸甜。原來，我自以為的「熟」，只是季軒豐富生命裡的少許片段。

疾病和死亡是生命的自然過程，雖然明明都存在，但是因為容易勾起一些痛苦、難過的情緒，大多數人在日常生活當中，都會有意無意地和這些事情保持距離，就算近在眼前，也會顧左右而言他，好像一碰，就會觸痛心裡最脆弱，最無法承受的傷口，即使工作上有機會時常接近疾病和死亡的醫療人員，難免也會以自以為積極的態度去安慰自己和病人，假裝這件事不存在，直到它依照自然的程序，悄然而至，有人措手不及，徹底崩潰，也有人將視為解脫，卻又心不甘情不願。醫學教育中雖然不斷強調要教導醫學生學習關心和付出，但繁重的醫療工作和過度往狹義的科學傾斜，卻很容易讓醫療的本質受到忽略，以為治療身體上的疾病就可以帶給病

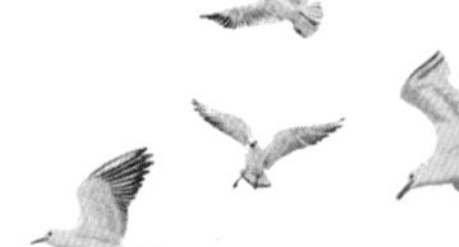

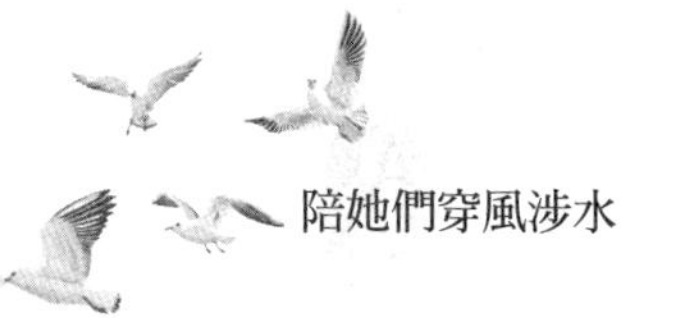

人幸福和快樂，但實際上，生病的人和其家人所承受的，遠遠超過我們的想像，再怎麼偉大的科學進步，在自然的演進中，也顯得無力而且渺小。透過季軒媽媽的分享，讓人得以了解，勇敢面對才能真正享有生命，無私的愛與全心付出，可以創造出生命的力量和價值。

這本書，不僅僅是一位母親，為了紀念女兒所留下的紀錄，更是季軒生命的延續，季軒的經歷和生活態度，充分闡明生命的意義，足以解答許多人一生無法解除的困惑；它也是醫學教育中一本最佳的教材，讓有志從事醫療工作的人能夠再次深思醫療真正的目的，與自己的角色。感謝季軒和季軒的媽媽——張慧敏小姐，因為你們，這個世界變得更加美好。

台大移植外科　主治醫師　何明志

謹誌于二〇一三年五月十二日 母親節

推薦序4

生命永恆的禮讚

當我知道季軒的媽媽要將季軒的故事寫成一本書，過去這十幾年的種種條的湧上心頭，我頓時覺得千頭萬緒，一時百感交集，不知從何述說。

季軒生下不久在馬偕接受葛西手術，但膽道閉鎖的狀況不見改善，爸爸媽媽把她帶來台大就診準備換肝移植，當時她又黑又黃又小，情況實在是不好，但是她本人生命力的強韌，媽媽意志的堅定，卻在往後的日子裡深深撼動所有的醫護人員。

季軒是當時台灣體重最小的換肝人，術後幾番風雨曲折，最終媽媽捐贈的肝臟仍發揮功用，順利一一克服難關，季軒終於渡過膽道閉鎖的宿命，展開一頁新的人生，我在其後的數年，親眼目睹她長大，學說話，學英文，上學。媽媽全心全意帶著她向前走。

不過上天的苦難與折磨總是令人無奈，季軒的肝臟還是逐漸失去功用，移植小組

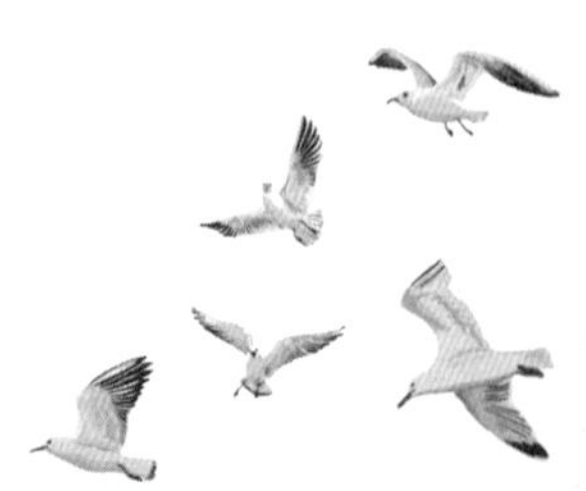

幾番奮鬥，也終於幫她找到了一個可以使用的肝臟，使她有機會接受第二次肝臟移植，這次的手術更加驚險，但她仍然奇蹟似地扭轉局面，不停地為生命尋找出路，逆境之中欣欣向榮。我看到季軒在病房中仍然孜孜唸書，媽媽也請老師繼續教學，絲毫不因病情變化而改變她對人生的種種執著與學習，令我自歎弗如。

但是畢竟上帝也有歎息的時刻，季軒縱然奮鬥不歇，仍不敵病魔的折騰，媽媽在季軒最後的人生階段，希冀她平和度過。過去十餘年，我親身經歷她們一家人與疾病的種種奮鬥，實在深有所感，作為醫療工作的一員，我感到我們技術與知識的極限，無能為她徹底解決所有的問題，但她仍然勇敢地走下去，媽媽的執著與毅力，也讓我深感母愛的偉大，她們也許是一對平凡的病患女兒與母親，但她們展現的生命力，卻是極其不平凡，人生道路或許坎坷，重點是不屈不撓地面對坎坷，堅定執著地向前走。

季軒走了，但她的故事所帶來的啟示，卻將久久迴響，激盪不停。媽媽寫下這十餘年的歷程，將是一個對生命永恆的禮讚。

台大小兒科　主治醫師　倪衍玄

推薦序5

季軒帶給我們的禮物

季軒是個很特別的孩子，每次在門診或病房看她，總是很沈默「淡定」，很少喊痛，或像很多孩子般討價還價，抱怨吃藥打針，也不多問自己的病情，我們常很好奇季軒在想什麼？會不會害怕擔心，但是她似乎有著超越年紀的沈穩；相對的，陪伴她的父母親或家人，顯然承擔了大部分的憂慮與對未來的不確定感，在病情變化時刻，總是在各種選擇與可能性中，衡量如何讓季軒減少痛苦，能夠盡量回歸家庭與學校生活。

我們總在醫院看到季軒，也很心疼季軒必須常常進出醫院，接受那麼多連大人都難以承受的治療與檢查，一關又一關的考驗；一直到季軒離開，媽媽將季軒的生活影片送給我們看，才知道，季軒在醫院外面的生活是彩色的，和所有的孩子一樣有歡樂的童年，多采多姿的活動，這讓我們感到驚訝與寬慰，謝謝季軒媽媽的用心，給了醫師很大的鼓舞，知道醫護人員的努力和付出，是值得的。

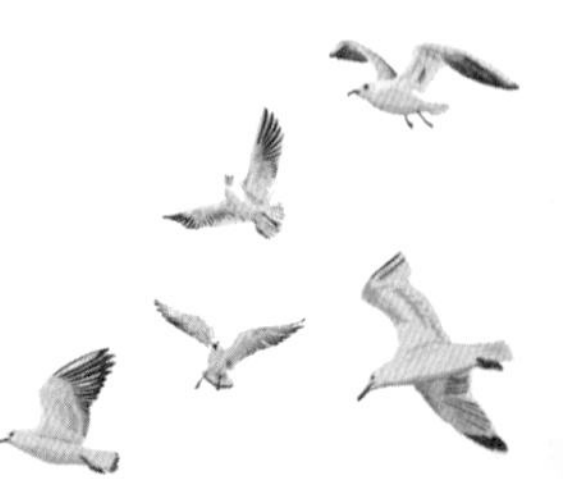

感謝媽媽將季軒的故事和家人的心路歷程寫下，季軒是體重最小的肝臟移植病患，進出加護病房多次，所有能用上的醫療加護急救技術、醫藥，各種令人看了很不忍心的插管、手術，季軒都經歷過；季軒幼時腦部曾大片出血，但她後來展現的智能發展好的令人驚訝，讓我們知道兒童的潛力是這麼無窮；雖多次的化險為夷，但每一次的住院歷程都沈重的令人難以承擔，更何況將這些點滴歷程再以文字全部呈現一次，若不是父母親無條件的愛與堅強的心靈，是沒有辦法完成的。

像季軒這樣罹患慢性肝病的兒童，雖然稱之重大傷病，也必須長期服藥，定期來門診，也經歷住院手術，然而大部分的時間，她可以上學、彈琴、唱歌、旅行、參加團體活動，和一般孩子沒有很大的差別，她的成長也給家人帶來莫大的喜悅，我想對於許多肝病兒童及家庭來說，季軒和全家人努力活出生命的價值，是一個莫大的鼓勵及典範。

我們都聽說過，生命的意義不在於長短，而在於品質，季軒用她的生命故事，實實在在的呈現了這個知易行難的道理；她教我們珍惜每一刻，活出生命的光彩，季軒的故事能鼓舞很多兒童肝病及肝臟移植的病患，這是她帶給我們最珍貴的禮物，也相信她正微笑著鼓舞我們所有的人。

台大小兒部　主治醫師　陳慧玲

推薦序6

軒軒的眼神

我們與軒軒結緣，是她還在媽媽的懷裡襁褓中。記得是個門診的下午，一樣擁塞的人群、一樣的喧囂及一樣的候診的表情。在滿是一般外科暨肝腎移植門診中，在人群走動間，發現一對年輕夫妻在人群中安靜的坐著，年輕的媽媽緊緊抱的厚重衣物，在她秀麗的臉龐上，卻帶著哀愁、著急及堅定的眼神，不由得定睛望了一下厚重衣物裡……原來有個小嬰兒；卻是黃黃、瘦瘦小小的，她就是——軒軒！

門診遇見軒軒後，從此展開與她一起經歷移植的求醫過程。從移植評估、疾病治療、移植手術及緊急狀況處理，由於肝臟疾病，使得軒軒年紀小又體重輕，更增加手術風險。當李伯及移植團隊說明手術風險時，我們心想執行機率不高，而軒軒媽媽仍然是那信任及堅定的眼神，再看到她懷中的軒軒，小小臉龐雖然面無表情，卻也用著一樣的堅定眼神看著大人們！剎那間，感受到軒軒與媽媽是一對堅強、令人

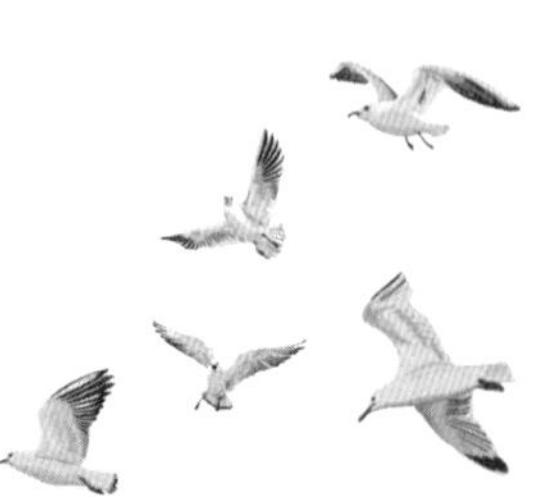

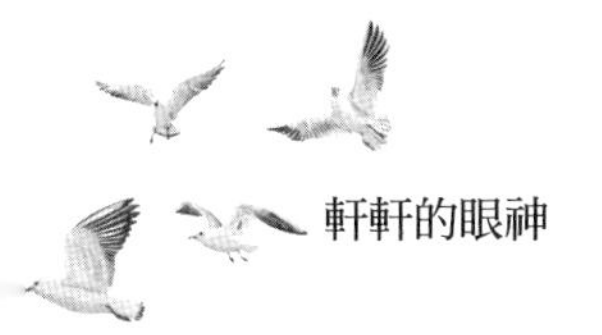

佩服的母女及生命共同體。

為捐肝給女兒，軒軒媽媽獨排眾議，說服心疼自己的父母轉而支持移植手術；也堅強面對術後軒軒術後危急、不穩定狀況及出院後持續又辛苦的復健。在媽媽的羽翼中，慢慢地，看到軒軒的笑容，她也開始上學及參加移植活動。雖然軒軒又需面臨第二次的移植，在兒科團隊辛苦、努力照顧下，將軒軒維持到最佳狀況，再交棒給移植團隊。我還記得術後第一天，在加護病房中，慧玲醫師看完軒軒後帶著笑容的淚水！因為軒軒、家人及醫療團隊們都互相扶持地打勝了一場硬仗！

人的力量有限，醫學及醫療也有瓶頸。看了「軒軒書稿」感受到軒軒及媽媽無比堅強的個性，宗教是連結彼此的信念，但是「愛」更讓她們彼此更堅定、充滿力量和毅力，更激起美麗生命的浪花！在二度換肝後，歷經五個寒暑的軒軒雖然還是走了，但她那乖巧的身影、堅強又倔強的眼神依然留在腦海裡。我想，這是她與媽媽共同創造生命奇蹟的最佳見證！

我們會永遠記得妳，勇敢的小天使！

移植外科　資深護理師　林惠英

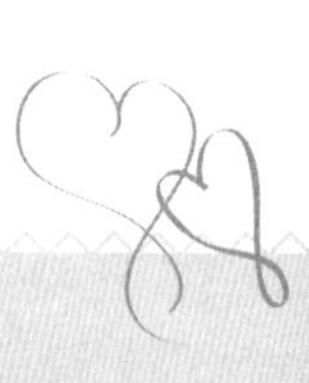

自序

生命最痛的功課，最高的覺醒

一、孩子，是我的老師

如果生命沒有任何意外，生老病死，按照歲月的腳步，時間的順序來經歷，應該是最完美的結局。無奈老天卻總是不按牌理出牌，顛覆所有常理，推翻所有認知，事情總是在一瞬間發生，讓人措手不及、無所適從，也意識到無常才是宇宙恆常的定律。

女兒季軒帶領我直入生命的核心，讓我無從遁逃與躲藏，孩子用他的身體詳詳細細教導我修習「生死學分」，如果用更高視野角度來看待生命，這群身體外表有殘疾的孩子，都擁有勇敢且成熟穩重的靈魂，帶著一份神聖使命來到這世上，教化身邊的人，讓人們體悟生命的意義與價值，就如愛默森言：「一個人如果從來沒有參觀過痛苦的展覽所，那麼他只看見過半個宇宙。」

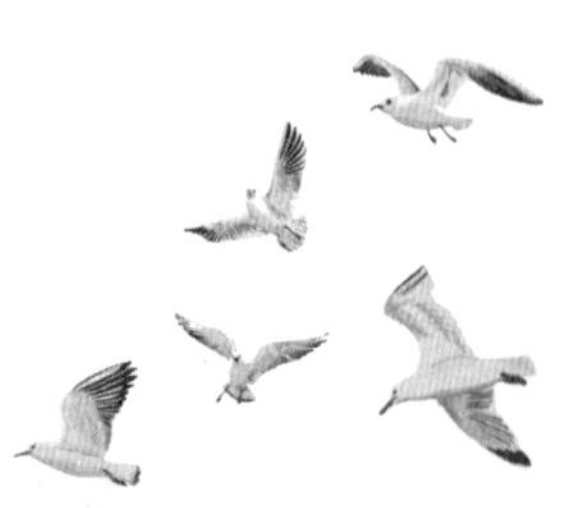

病，是生命功課中最後一項修練，而先天有殘疾的孩童，卻是讓家庭提早面臨如此沉重的考驗。在還未學會如何擔任父母，人生還處在摸索階段，我卻馬上要面臨生死的課題，更是一項艱難的試煉。

父母在一次次往返醫院中，長期處在緊張、危急、意見衝突、情緒宣洩下，如果沒有更高的智慧與平靜之心，戰火將隨時在家中引爆，甚至燒出人性底層的原形面貌，夫妻之情，親情都受到嚴重考驗。希望藉由自己走過這段刻骨銘心的生命歷程，帶著這份深層的覺醒告訴有這樣困境的家庭，孩子在生命奧底有著既勇敢且偉大的靈魂，他們此生自願選定如此艱難的生命藍圖，告訴我們愛與奉獻。因為孩子的異常，打破了我們以往的無知，讓我們擁有一顆柔軟的心進入別人的苦難，去體恤與同理他人。他們是我們生命的珍寶，用一切的愛來感謝這些孩子，用溫柔來軟化受創的心靈，因為孩子，我才能成為真正的我。

二、英雄之旅

這是一段血淚交織而成的生命故事，也訴說著一段心靈轉化的過程，如同毛毛蟲蛻變成為蝴蝶。榮格（註1）在人類轉化中說出在這段時間裡，個人世界最根本的基礎進行著重新的架構，這樣的轉化是會改變生命的。它是對於人生態度、行為及意義感進行大規模的重新架構，這股動能常會與特有轉化意象相遇的經驗而被驅動開來。例如：宗教的象徵、一個印象深刻的人、或子女的死亡等，這樣生命改變是持久且深邃的。如同煉金術士們，這轉化之旅就是把卑金屬轉化成黃金。

女兒讓我生命走上改造的旅程，當人生遇到重大挫折、生死交關的路口，這種強烈、恐懼且充滿痛苦的漩渦將我捲入更深層的心靈探尋之路，我思考生命的起源，人生為何而活，追求生命真理。

宗教的睿智生命哲學將我與女兒拋向更高更遠大視野來看待當下人世間所發生的每一件事情，這段與女兒一起走過的生命歷程，都在彼此生命中加入了信仰元素，讓我們知道每個人都是神、是佛、是菩薩，只要升起本有的靈性天線就能與宇宙本源連結，找到自己的天命。**我與女兒這場生命英雄之旅，談及了自身的宗教信仰，因為信仰是在轉化過程中一項重要的元素，但本書用意絕非強制性推廣宗教信仰，希望讀者不要有所誤解。每個人都要成為自己生命裏的英雄，每個人都有一場英雄之戰。每個人也都會因為個人的機緣遇上宗教、哲學、美學、文學、心理學、性靈**

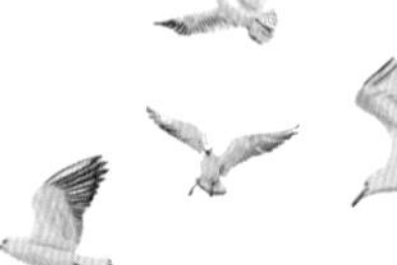

學等，在自己內心引發不同的觸動與覺醒，在各自生命中展現了他們成為自己生命裏的英雄旅程。

三、容許悲傷

我與女兒不斷在生死沼澤叢林搏鬥，彼此間的依靠扶持已交融出不可分離的生命共同體，走過生死一遭，讓我深刻體會作家簡媜所說：「完整的人生應該五味雜陳，且不排除遍體鱗傷。」雖然知道有一天每個人都會完成此生的功課，光榮卸下今世的身分，不帶走任何一片雲彩，但活著的人還是必須面對因愛所留下的悲傷功課，這也是每個人生的必經之途。

悲傷是很個人的，如同每個人的人生經歷都是獨一無二。生死學大師Kubler-Ross（註2）說出悲傷的五個階段，否定、憤怒、討價還價、沮喪、接受五個階段，雖然不是每個人都會全然經歷所有階段或依序發生，但的確有一段悲傷過程須要走過，所以不管旁人或當事人都應更寬容來接納屬於悲傷時間與空間，用當事人自己的步調，來認知親人離開的事實，慢慢釐清自己的感覺，繼續走向新人生旅程，而不是強制性壓抑、跳脫，逼迫自己忘了所有過去，我們必須誠實面對自己當下的情緒全然經歷那段悲傷失落過程，才有更大能量與動能邁向下階段的人生。我由衷希望藉由書寫自己經歷悲傷療癒的過程，能夠給予正走在人生艱難時刻的人們一絲絲安慰、光明與希望。

四、感謝過去、現在、未來參與這段生命經歷及轉化的朋友

感謝在過去十四年裡，曾經陪伴我們一起經歷過無數生命困盡與課題的醫護人員及朋友們，因為妳們的愛，讓我們有更大勇氣一一超越所有苦難，一起見證生命的奇蹟。

軒軒呱呱落地那刻，生命就陷入極大威脅、從緊急、突破、蘇生、再度陷入困境、生命處於膠著、再突破、再蘇生。每一場都是令人窒息、驚心動魄的畫面，經歷生死一瞬間又從中體會生命的峰迴路轉，柳暗花明。醫師、各位共戰伙伴總是與我們一起站在最前線，克服一波波的考驗，我們一起經歷煩惱、困境、痛苦、歡喜、難過、悲傷與快樂，我們以軒軒為中心，在這場有血有淚有歡笑戰役中共同編

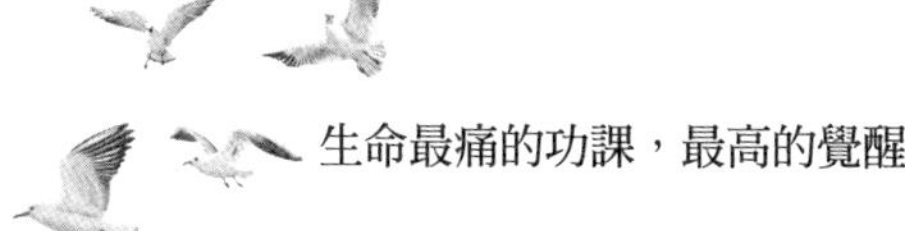

織生命的感動、創造生命的奇蹟，同時看見生命的無限潛能。

在軒軒離去的當刻，我相信你們與我同樣難過與不捨。那一刻，我領悟到生命的真髓不在乎長短，而是在這有限生命中如何展現生命、創造生命。軒軒已然認真努力活過，創造她的最高生命價值，沒有遺憾，雖然身軀已滅，但精神卻如此燦爛奪耀、綻放光芒永留存在每個人心中。

感謝現在

此時此刻閱讀這本書的讀者，如果文章中有任何字句震動你的心弦，感動你的生命，觸動著你的靈魂，那軒軒此生的生命已然發揮到極致。希望這位勇敢小鬥士的努力奮戰姿態，能鼓勵永不放棄生命的人，不管人生遇到多大苦痛或災難，只要活著就有希望。同時在有限生命中，去展現自己的生命，讓身上跳躍的細胞、奔騰的血流，舞出最大生命力，譜出最美、最動人和弦，在每個瞬間活出生命的永恆。

感謝未來的朋友

希望這本書讓更多的人知道肝臟移植的病童及其家庭的生命轉化過程，同時喚起社會伸出更多援手關注這樣疾病的孩童，讓孩子們在愛與溫暖中成長。這本書的版稅也會完全捐贈於兒童肝膽基金會（註3），幫助更多同樣的病童。

親愛的朋友，容我套用一句廣告詞，「雖然我不認識你，但我謝謝你」。這是一句發出自己肺腑之心的深層之語，因為妳們的協助、關心與支持，讓這些小孩、家庭得到更大活下去的勇氣，讓這份愛的迴旋充滿在社會每個角落，讓世界變得更加美麗。

附註1：轉化之旅——自性的追尋，Murray Stein，心靈工坊。

附註2：當綠葉緩緩落下，Elisabeth kubler-Ross & David kessler，張老師文化。

附註3：兒童肝膽基金會 http://www.children-liver.org.tw/

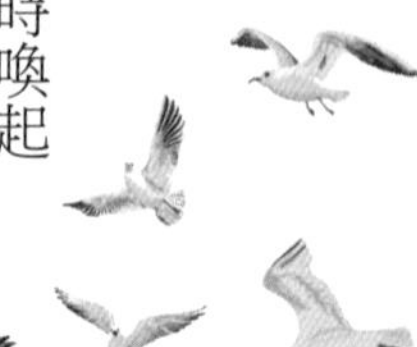

「財團法人兒童肝膽疾病防治基金會」是一個非營利性單位；由肝膽兒童家屬們及醫療工作者發起，結合各界善心人士捐助成立的支持團體，以促進兒童肝膽健康，幫助肝膽兒童家庭點燃信心與希望為宗旨。藉由各種公益活動、衛教及醫療學術研究，向社會大眾推廣正確的觀念與知識；鼓勵醫療團隊致力於兒童肝膽病的預防、治療與研究，讓每一位病童都能接受適當的醫療照護、提昇照顧品質。

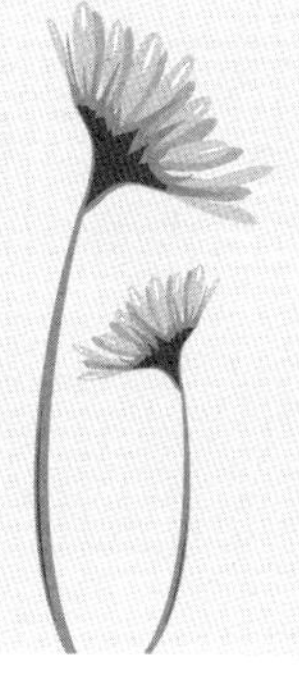

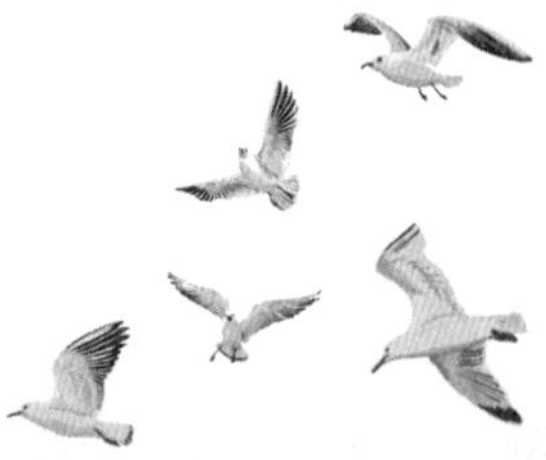

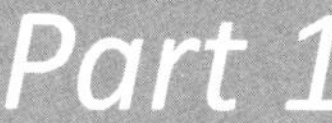

Part 1

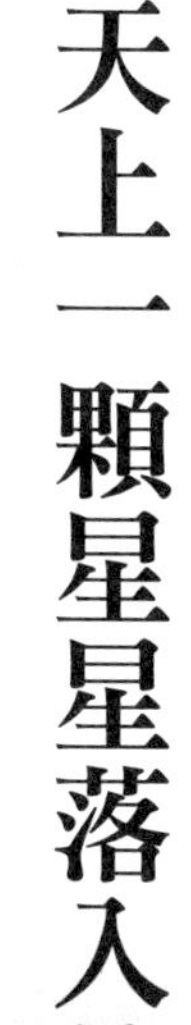

天上一顆星星落入凡間

她睜眼、抬手、大哭，任何一個小動作都讓我目不轉睛，深深著迷……

天使下凡

一九九九年一月十一日，嬰兒的啼哭聲在產房裡迴響，血肉相連十個月，終於盼到了相見的機會。我隔著玻璃窗看著剛出生的女兒，她睜眼、抬手、大哭，任何一個小動作都讓我目不轉睛，深深著迷。大概世界上的媽媽都一樣吧！對小寶貝的每一個動作都感到驚異，認為自己的孩子是人間最漂亮的一個，每一次看孩子都像是見到了生命奇蹟。

怎麼也沒想到，我的快樂只有短短一天。翌日，醫生對我說：「媽媽，妳的孩子可能有點問題。」軒軒出生隔天，就出現黃疸偏高現象，很不尋常，必須做進一步檢查。

那一個星期，孩子不在身邊，心總懸在半空中忐忑不安，按耐不住思念之情，天天跑到醫院看女兒，聽著護士詳細告知軒軒打針、抽血和腦波掃瞄等一連串檢查，雖沒親眼目睹，但一想到尖尖細細的針管進她的小手臂，心揪成一團，隱隱作痛。

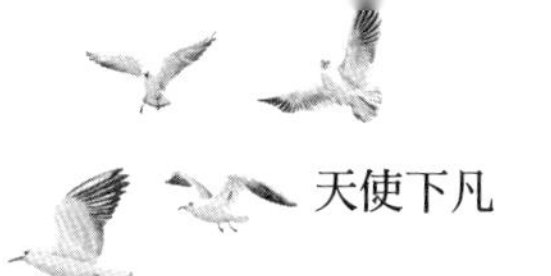

接到軒軒的出院通知，我欣喜若狂，不過醫生表示仍無法判定她是新生兒肝炎還是膽道閉鎖。據醫生的說法，如果是肝炎，用藥物治療後很快就能夠痊癒，如果是膽道閉鎖就麻煩了，長大之後換肝之舉勢所難免。

第一次當媽媽就碰上了這種難題，惶惶不安、憂心焦慮，先生頻頻安慰我：「不會有問題的！」是啊！我們夫妻年紀輕、身體健康，孩子應該不會有問題。

軒軒回家後，除了奶喝得不多外，一切看來很正常。出生滿一個半月，我帶著她到醫院打預防針，檢查過程中，醫生的神情嚴肅，恰巧孩子大便了，我連忙打開尿布準備更換，醫生卻喊住：「糞便顏色這麼淡，不對勁，要馬上做肝穿刺才行。」聞言嚇了一大跳，直覺反問：「為什麼？」我一時難以接受這樣的診斷。

「依這種情形判斷，你女兒應該是患了先天性膽道閉鎖（附註1）。人體的肝和膽相連，膽道不通，肝無法排毒，膽汁累積就會造成肝硬化。」醫生試圖讓我清楚狀況。

為什麼會發生這種事？面對驚慌的質疑，醫生耐心解說，這種疾病與遺傳無關連，一萬個新生兒當中約有三到四人罹患，出生兩個月是治療的黃金期，如果現在不做穿刺就要直接動手術。

一個星期後，我帶著軒軒前往以小兒科聞名的馬偕醫院看診，希望能得到不同的答案。醫院裡人來人往，懷中的孩子臉色發黃，眼睛也呈黃濁色，路過的人們紛紛投來詫異的眼光，我緊緊摟住女兒，彷彿這樣就可以保護她不受病魔侵襲。

門診間裡，醫生仔細進行檢查，摸到軒軒凸起的腹部時，皺起眉頭說：「你女兒的肝已經硬化了，必須馬上住院開刀。」一聲篤定的宣判，注定了我們逃不過這一關。

兩個月大的軒軒，隨即緊急接受葛西手術（附註2）。這一天，在慌亂中我和先生簽下了同意書，惡疾的波朝將我們推離了原有的生活軌道，帶到未曾想像的陌生處。手術房外，一個個心焦如焚的家屬在等待著、沉默著，我緊盯著推女兒進去的那道門，腦海一片混亂。恍惚中，忽然聽到廣播叫著：「李季軒的媽媽請到手術房。」發生了什麼事?莫名的恐懼湧上心頭，快步走向前去，醫護人員為我穿上無菌衣，帶領我到手術台前。

手術台上燈光亮的刺眼，醫護人員的手套沾染了鮮血，我的軒軒靜靜地躺著，小得可憐。剎時淚水模糊了雙眼，走向前去，醫生在軒軒敞開的腹部上翻動著，對我說：「你吃過煮熟的豬肝吧！妳看妳女兒的肝就像那樣。」我用手摀住嘴，渾身發

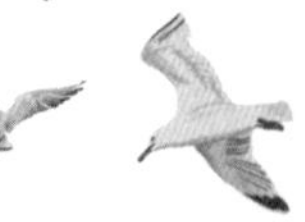

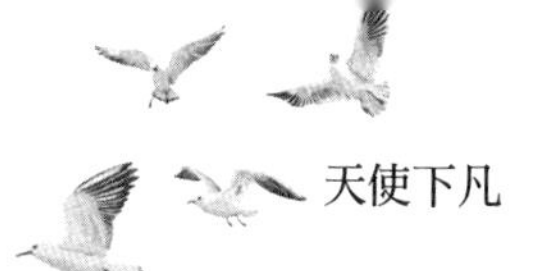

抖，感到撕心裂肺，無法承受眼前的殘酷事實。

我走回等候室的路上，雙腳如同被鐵鍊銬住，每一步伐遲緩而沉重，我看著身邊的人們各自做著各自的事，有的站著說話、有的聽音樂、有的看書、有的人談笑風生……。世界依循著原有的韻律轉動著，但我的世界在一瞬間崩塌了，我的內心瘋狂地喊叫著：「難道你們不知道整個世界都已經變了嗎？」

讓不幸也能笑出聲來

有了孩子，孩子就是媽媽的命。軒軒的到來，為我們平靜的生活掀起了洶湧波濤，下定決心帶著她乘風破浪。

辭去銀行的工作，軒軒成了我生活的重心。看到這個孩子，人們大都認為她瘦小，膚色黃得近乎黑，精神不佳，但在我的眼中，軒軒是我有生以來見過的嬰兒中最可愛動人的一個，愈見她愈愛憐，一種莫名的情感淹沒了我，這是一個母親對親生骨肉純摯、無條件的愛。

每天誠心誠意向上蒼祈求，同時帶著她四處求醫。西醫堅持換肝是唯一的選擇，我不死心，尋求中醫的治療。可是軒軒的情況毫無改善，每一次就醫前都抱著期待，得到的答案卻讓人灰心沮喪。

處處得不到溫暖的鼓勵，陷入了絕望。母親勸我：「妳還年輕，又是頭一胎，何苦這麼為難自己？」婆婆也說：「想開一點，孩子跟不跟我們都是緣份，何必強

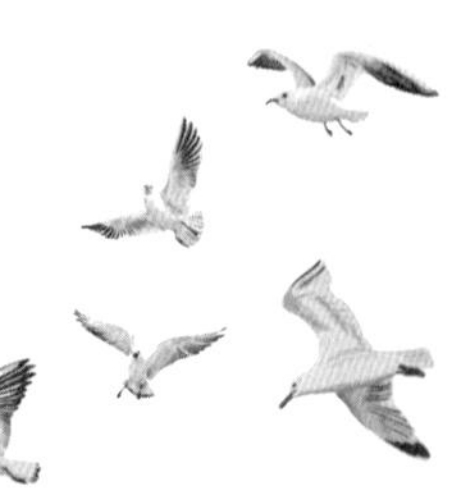

求？」周遭的朋友也多半抱著悲觀的態度。

此時很多認識或不認識，該有或不該有的聲音紛紛出籠，有些好心人士建議算命或改運之類，我想當人事已盡，所有該做的都已做，卻毫無改善時，神祕主義或宗教是最後的寄託與希望，這也是發出求助的最後生存本能。有一次，前往人人都說很靈驗的一家算命館，算命師一開口就說是我們家祖墳有問題才影響小孩子，要解決之道就是重修祖墳，還叫我們到路上去找尋特別的大石頭，來恭奉石頭神擋災等。這所有種種論述更讓我覺得既不舒服又不合邏輯，我家祖先在大陸河南，如果聽信這算命師之話，我必須放下正需要人照顧的女兒，跑到遠在中國的內陸整修祖墳，可說荒謬，本末倒置，也瘋狂到極點。

正處迷惘、陷入困境的我們原本想藉由超自然的力量找尋突破口，但得到的答案非但無法解決問題，還要花費更大的力氣與時間處理對方丟出來問題，把我們推向更深的地獄，讓我們身心更加苦痛萬分。這些不佳的經驗讓我感受到有些人會利用人性的脆弱、迷惘、慌亂來謀求個人的私利，讓前來求助者的苦境雪上加霜，實在不該。

徒勞無功時刻，我深刻體會宗教應是一種生命哲學，是啟發生命意義喚醒生命力量的智慧。有力量的信仰是能鼓勵陷於苦痛的心，使人們能從心中引發出面對、超越困難的力量。

在一次偶然的機會，我聽聞妙法，教說每一個人都是偉大又尊貴的佛，在生命中都蘊藏有如佛般的勇氣與智慧，這股能量就在每個人心中，只要一念強盛，就能夠汲引出潛在於生命奧底的巨大能量。

佛法亦曰：前世的五百次回眸才換來今世的一次擦肩而過，更何況我們成為母女，緣分深厚，軒軒的到來正是帶領我走上向內探尋的修行之路，透過真誠的祈念，湧現出難以言喻的強大力量，眼前的層層障壁，不再是天險，滿懷信心，勇敢跨越，決心讓不幸也能笑出聲來！

醫學小常識：

附註1：**膽道閉鎖**

膽道閉鎖是一種發生在新生兒的疾病，是肝外膽道的完全阻塞，可能有

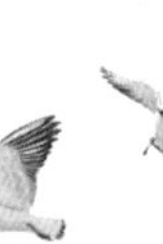
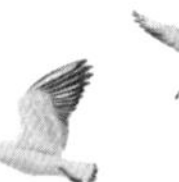

多重因素造成，包括感染及異常免疫反應等後天因素，或先天發育問題，大多並非遺傳性疾病。嬰兒通常在出生1至2個月內有淺色便及延長性黃疸（黃疸出生後14天）之症狀，由於膽道阻塞不通，無法將膽汁順利排出，使膽汁鬱積於肝內，因而逐漸造成肝硬化；若不進行肝門空腸吻合術（葛西手術）治療，嬰兒多會在一到二歲內死亡，是相當嚴重的疾病。膽道閉鎖是兒童膽汁滯留症中最常見的嚴重疾病，佔兒童換肝的最大比例。

嬰兒大便卡

藉由大便顏色的比對，使家長及醫護人員得以早期發現，及早就醫診斷膽道閉鎖。膽汁的顏色為黃色或綠色，如果肝臟分泌的膽汁能順利排出至腸道，和大便混合後會呈現出黃色或綠色，如果膽汁滯留，無法經由膽道排出至十二指腸，糞便沒有膽汁混合，則大便的顏色會呈現淡黃、淺黃、淺綠或灰白色。嬰兒大便卡由「行政院衛生署國民健康局」推廣，印製於兒童健康手冊內，目前使用九色大便卡幫助家長及兒科醫療人員，從觀察寶寶大便的顏色來篩檢膽汁滯留症，希望所有大便顏色異常的寶寶能提早就醫，得以早期診斷。

附註2：**葛西手術**

又稱肝門空腸吻合術，由日本小兒外科葛西教授首創，用於治療膽道閉鎖症，目前是世界各國膽道閉鎖的標準療法。手術方式為用病人自身的一段小腸（空腸），接到肝門處，並將肝門纖維化部份區域切除，使肝內膽管排出的膽汁直接流入腸道。

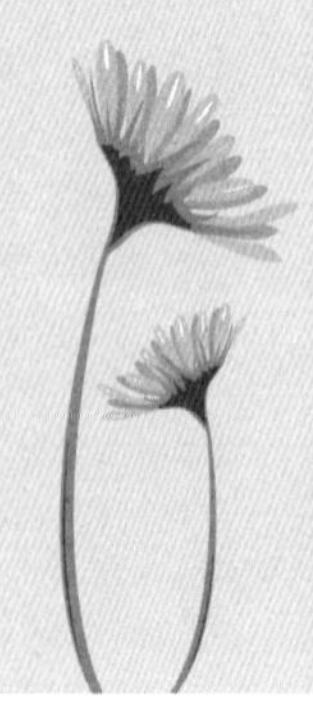

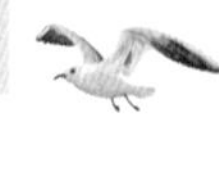

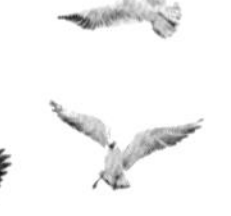

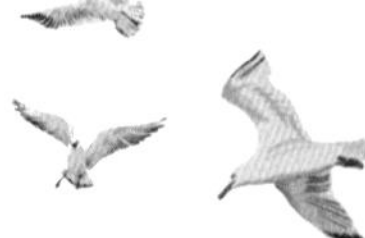

死亡是如此靠近

一般小寶貝長得快，父母們都會購買尺寸大一號衣服，可以穿得久一些。但是當時死亡是如此靠近，失去摯愛的恐懼陰影無時無刻籠罩著，軒軒是否可以跟其他孩子一樣，隨著日子成長，漸漸將袖子、褲管放長，看著小寶貝成長的喜悅，是身為媽媽的我心中最大渴求與願望。

但軒軒何等與眾不同，讓我站在死亡懸崖邊，赤裸裸地正視死亡，因為她，我鼓起了無比勇氣，拼了命地向前走，走向愛、走向感恩、走向成長、走向內心探索、走向信仰，她帶領我走向更高的生命覺醒。

這條與女兒向病魔奮戰的迢迢路，漫長崎嶇，看不到前方。有好幾次我走不下去了，哀哀哭泣，在生命最低潮時刻，翻開學會書籍，一字一句的鼓勵，滿懷希望，提振不放棄的勇氣：「有信心的人，不會走投無路。最黑暗時刻最接近黎明，堅持下去，就可看到曙光了！」

在這黎明前的黑暗裡，我緊抱軒軒。腦中的淚閥早已開啟，但仰著天不讓淚水滑落，只是聽見自己不斷對她說：「軒軒，我愛妳。加油！」幾個月大的孩子彷彿聽懂了媽媽的話，貼近我的臉，露出甜甜的笑容。天啊！我怎能不戰而敗，輕言放棄！

軒軒的病情愈來愈嚴重，換肝勢在必行。醫生推薦，台大醫院與高雄長庚醫院進行該項手術經驗較為豐富，於是抱著軒軒到台大看診，也南下求醫。

東奔西跑的結果，得到的答案都一樣，體重是主要關鍵，十公斤為最下限。六個月大的軒軒因肝脾腫大，吸收力差，僅五公斤重。其次該手術需要十七八小時，軒軒的體力能否承受，也是個疑問。

而且，屍肝難求，唯一的機會就是取活肝。為了瞭解換肝的安全性，我四處收集資料，也積極詢問換肝者的復健情形，所有的資訊都顯示：肝可以再生，換肝者癒後大都能過著正常生活，所以我更加有信心可以為女兒放手一搏。

軒軒日漸衰弱，我好怕她等不急長大，就離我而去。與先生商量後，決定由我來做活體換肝評估。

由於軒軒黃疸不退，腹部凸起，食慾差，膚色暗沉，醫生建議採鼻胃管餵食，用

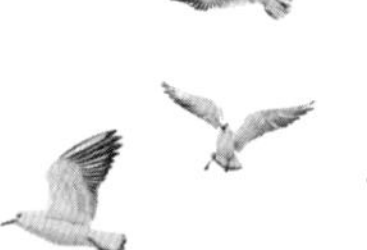

強力方式增加她的體重。於是，他們用一根長長的管子從她的鼻子穿進胃裡，過程中，孩子尖聲哭喊，尿濕透了尿布。心，像被一雙巨形的手緊緊楸著，蝕骨地痛疼得我喘不上氣來。如果可以，讓我來承受吧！

插著鼻胃管的軒軒，無法躺著熟睡，白日連接著黑夜，我只能推著嬰兒車四處走動，讓她舒服些。一波未平一波又起，醫生這時發現孩子感染病菌，為查明原因，不從尿液取樣，而是用針直接插進他的膀胱取尿。

無疑，那是一場酷刑，小小身軀用盡全力反抗，聲嘶力竭，年輕的醫生控制不住扭動的身軀，連連搓了好幾針，鮮血流進了針筒。疼在兒身，痛在娘心，醫生好不容易大功告成，我們母女卻早已淚流成河。

幾天後，再度前往馬偕醫院看診，醫生發現軒軒的糞便有潛血反應，立刻進行胃鏡檢查，判定食道靜脈曲張。這是因為血管一旦無法承受壓力就會破裂出血，輕則潛血、黑便，嚴重時會拉血便，甚至吐血。隨後軒軒拉出黑便，醫生表示她的肝硬化程度正在加速。也就是說，軒軒命在旦夕。

血流不止的情況下，軒軒住進了加護病房。我雖非醫生，但也知道光靠止血針是不夠的，四處打聽，得知台大有最新的治療方法，可以把出血的血管燒死，延緩出血的情況。於是，匆匆辦了轉院手續。

第一次作硬化式治療，效果不錯，我安心許多。出院前醫生表示，這種情況應該給以維持兩個月。那天，軒軒的尿布濕了，一打開尿布滿是鮮血，紅得刺眼。孩子回家還不到一星期啊！

接下來的日子就像一連串的惡夢，醫生再次為軒軒插上鼻胃管，同時進行硬化式治療。出院後不到一天，軒軒再度大量出血，抱著孩子搭上計程車趕往醫院。看來病魔來勢洶洶，身為母親的我決意挺身擋住死神，不讓她接近孩子，我已經做好準備要把自己的肝給軒軒，絕對不在這場戰役中失敗。

沉思當中，軒軒微微呻吟，我輕輕拍她的背，孰知她猛地打嗝，「噗！」一聲，鮮血從她口中噴了出來，沾滿了我的身子，「軒軒，你要等媽媽啊！」我像瘋了似地叫喊著，可憐的孩子幾近休克，氣力全失地躺在我的懷裡，司機先生見狀，猛按喇叭加快速度朝醫院方向飛馳，還不時回頭安慰我：「快到了，別怕！」我的淚和著軒軒的血，四肢百骸倏然發緊，驚慌恐懼。

好長一段時日，就在醫院的加護病房和家裡往返中度過。在這場與死神的拔河賽中，我身心俱疲，氣力全失，只能不斷地深深祈念，日復一日，未曾歇息。「南無

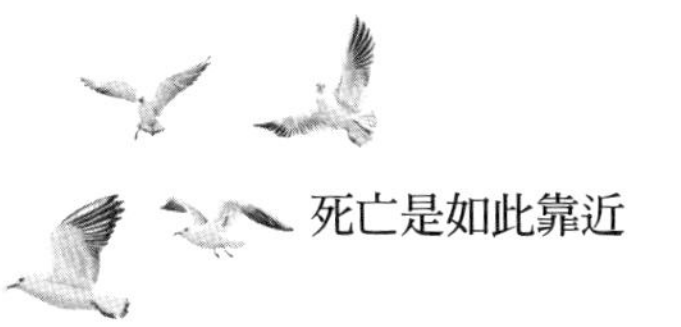

妙法蓮華經」（附註1）深深誠摯的祈念，如同與失去自信、絕望、惰性的搏鬥，點燃了希望的火焰，湧出了改寫命運篇章的勇氣。我與女兒都負有重大使命，一定可以超越這難關，軒軒不會白白受苦，如能突破醫學的先例，不僅我們母女重生，往後像軒軒一樣的孩子也來得及長大，擁有無限可能的未來。

然而，所有的急救措施都在在顯示，軒軒已經無法等到體重上升，換肝手術必須盡快進行。縱然，醫師們認為成功機率微乎其微，但只要有一絲絲的機會，我就要牢牢掌握，挺身一試！

附註1：「妙法蓮華經」是《法華經》的全名，這不僅僅是一部佛典的名稱，而是貫穿宇宙與所有生命的法理。又稱「題目」。

醫學小常識：

肝臟移植，是嚴重肝硬化、肝衰竭、腫瘤、或先天性代謝疾病的治療方式；有活體捐贈及腦死者捐贈兩種方式，活體捐贈在我國法律限定五等親內。手術方式將受贈者的肝臟全部移除，並將捐贈者的（部份）肝臟及其相連的膽道與血管，與受贈者接合，取代原有的肝臟功能，手術後需終身服用抗排斥藥，以避免受贈者免疫系統排斥外來的器官。

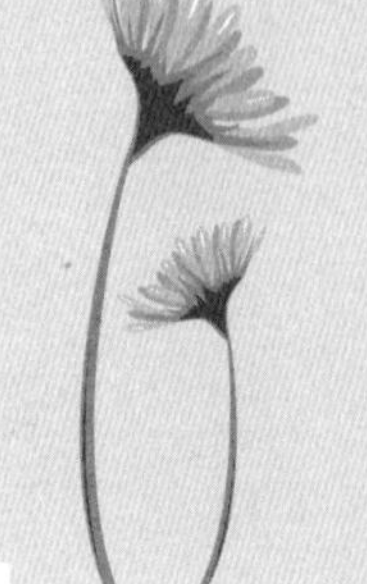

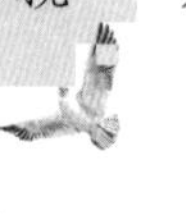

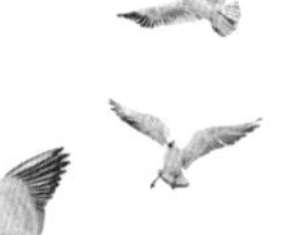

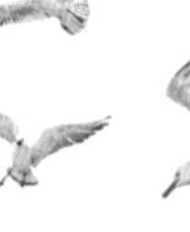

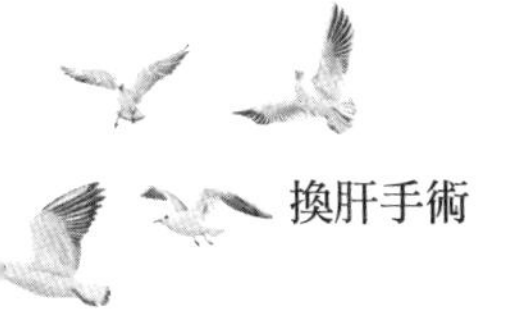

換肝手術

台大組成移植小組，專為軒軒打造最完整的醫療團隊。外科李伯皇教授與小兒科張美惠教授為這次換肝手術，再三會診與研討。我們住進了醫院，敲定手術時間。

那天，我推著嬰兒車在病房的迴廊散步，餵奶的時間到了，我照例把奶灌入鼻胃管內。軒軒卻哭鬧著不肯配合，焦急憂心加上長期睡眠不足，我失去了耐性，不理會她的要求強行灌奶。像似懲罰似地，軒軒竟用力嘔出血來，她宛如掏空身體般，血如泉湧出，我連忙抱起軒軒跑進醫師休息室，跪在地上無助地哭喊著：「誰來救我的孩子？請救救我的孩子！」

兒童加護病房是個嘈雜的地方，各種器械不斷嘶嘶作響，各式監測器與警報器相連。軒軒的四周密布機器，身上插滿了各種管子，因為注射次數難已估計，手上和腳上再也找不到地方適合打針，只好剃掉頭髮，把點滴針頭戳進她的頭皮。

儘管飽受折磨，每每看到我來到跟前，軒軒總是不忘綻開笑容，一雙小手只玩著我曾教過他的遊戲。清澈的眼睛定定地盯住我，彷彿表明她決心要活下去。真的她很美，還非常非常勇敢。

換肝手術的前一天，我住進了病房。那夜，我輾轉難眠，誠心誠意地唱題祈念：「御本尊（附註1），我把自己和軒軒交給您了。」一切就緒，我沒有遺憾，深深相信我們會成功的。

深夜時分，護士走進病房，告知我醫師決定取消原訂計畫。我驚訝的說不出話來，原來醫療小組在軒軒的血液中發現抗體，血庫中一時找不到可供輸的血，只好延後。

一週後，護士為我插上鼻胃管、換上手術服，我正親身體驗軒軒的遭遇，那份痛處難以忍耐，但我知道這些苦不及她所遭受的百分之一。

過了預訂的時間，卻仍然不見醫護人員推我進手術房，焦急等待著，終於看見主治醫師走進病房。「今天還是不能動手術，因為剛剛動手術的小朋友高燒不退，我不能分心，必須全心觀察她的術後情況。」聞言，我忍不住嚎啕大哭。難道就像大家所說的，這是上天的冥冥安排，注定軒軒不能走完她的人生路？

橫在眼前的阻礙是如此多，由於移植小組早已預定要前往日本參加研討會，手術

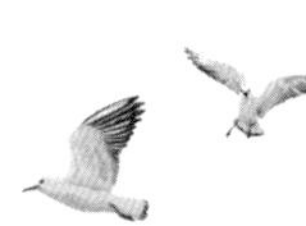
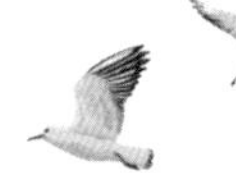

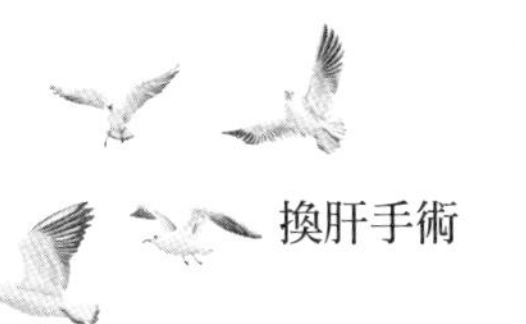

日期似乎遙遙無期。但我在心中告訴自己：佛法的力量能夠撼動宇宙，不能放棄，祈念到最後一秒，才能決定勝負。是啊！我絕對不認輸。

加護病房內的軒軒，已經兩個月沒進食了，全賴點滴維持生命，她的手腳腫脹，稍一不慎就會骨折，因此四肢都用硬板固定。母女連心，我直覺軒軒再也等不下去了，我真的沒辦法什麼事都不做，眼睜睜地看著她離我而去。

經過一次次的誠摯懇求，醫師終於被我的執著所感動，決定在啟程日本的前一天動手術。手術前一晚，我徹夜未眠，誠摯的祈念，隔天的手術順利成功，我的小寶貝就此健健康康！

進了手術房，李醫師拍拍我的肩膀，低頭看著我說：「你放心，我們會全力以赴的！」剎時，感動與感激充滿心房。恢復意識時，我已經躺在普通病房內，看到媽媽和先生守候身旁，急切詢問：「軒軒好嗎？」他們笑著點頭應答：「醫生說一切順利。」那真是太好了！

翌日，主治醫師飛往日本，移植小組則留下密切觀察軒軒的狀況。一早，醫師找先生到兒童加護病房。發生了什麼事？病房外，先生和媽媽在談論著，刻意壓低音量，難道是軒軒……。

我要求醫師毫無隱瞞地清楚說明。這才得知軒軒術後血紅素不斷下降，必須再動一次手術，查明出血處。先生簽下同意書，軒軒再次進入手術房，確認問題出在腦部。現在必須再動一次腦部手術，否則軒軒可能會變成植物人，不過即使開了刀也有可能變成半身殘廢。

我不懂，老天為什麼要給我們這麼多的功課？媽媽要我不再讓軒軒受苦，先生也猛捶牆壁，帶著絕望的神情對我說：「放棄吧！」那一刻，我心灰意冷。一直以來我這麼努力祈念，為何還會……？這時魔軍大肆攻戰我的心防，再度陷入天塌地陷的茫然感，恐懼深深盤據腦海，我的腦海宛如被駕馭般，竟浮現往後在永無天日的暗室為孩子拍背、抽痰中度過，後悔、對不起、自責的聲音淹沒了我。

先生向醫院表示，要停止軒軒所有的治療，帶她回家。醫師們堅持不肯，表示就算已經錯過手術的第一時間，也還願意盡力挽救她的生命。一星期後，主治醫師返國，直奔軒軒身旁，調低了鎮靜劑的劑量，日夜觀察她的變化。

當時的我，剛動完手術什麼都不能做，只能躺在床上，任憑命運處置。一閉上雙眼，軒軒的身影就會浮現腦海，十一個多月的點點滴滴像走馬燈似地一幕幕閃過，她的一顰一笑依舊牽動心弦。生命中強烈的渴望瞬間如湧泉般奔騰而出，老天啊，

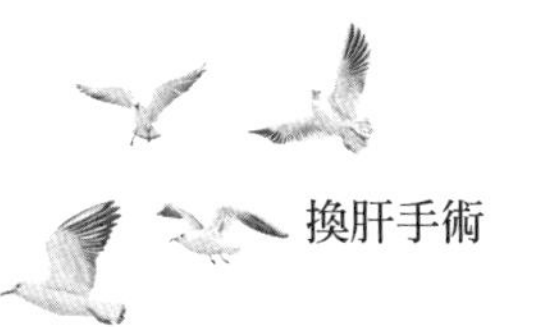

我不想失去她！我們母女一起克服種種困難，奮戰到此刻，就這樣放下，我不甘心！我發出氣勢如虹的獅子吼聲，企圖將這股祈念直達宇宙最核心，請諸天諸佛給我們母女力量，守護軒軒，讓她有強大的生命力超越困境。

老天憐我，聽到了母親的哀哀懇求。加護病房內，毫無生氣的軒軒，手指和腳指輕輕動了一下，接著竟然用手抓癢，護士們見狀連忙通知醫生，找來攝影機拍下這珍貴的紀錄。那一刻，飛奔而來的移植小組見證這生命的奇蹟，不自主地鼓起掌來，歡聲四起。

這是一場艱辛的苦鬥，所有的辛酸與磨難，也因軒軒一天天好轉，化為淡淡的甜蜜與幸福。

出院那天，台大醫院特意為軒軒買來蛋糕，慶祝她周歲生日，也藉此機會發表醫學成果。媒體紛紛前來採訪，焦點放在軒軒這位全國年紀最小、體重最輕5.5公斤小換肝人，讓更多人見證生命的韌性與堅強。

肝移植(小)病患 出院

李小妹妹 11 個月大 5.5 公斤 動脈 0.2 公分 手術成功讓家屬無比欣慰

記者謝蕙蓮／台北報導

台大醫院本月6日，為體重只有5.5公斤的李小妹妹作換肝手術，經過二十多天評估，手術非常成功。李小妹妹近日就要出院，她是國內體重最輕的肝臟移植病患，台大醫院今天準備了蛋糕，慶祝李小妹妹重生出院。

李小妹妹上午由阿嬤抱著出席慶生會，小女嬰在阿嬤的懷中睡得很香甜。媽媽張慧敏上午感謝台大醫療人員「讓軒軒有重生的機會」。她感性地說，「小軒軒的生命是我和先生給她的，既然有機會，我願意盡我所能讓她活下去，不要有遺憾」。

李小妹妹明年1月才滿周歲，從出生到現在短短11個月的生命，大部分時間都是在醫院度過的。李小妹妹因為先天性膽道閉鎖，出生才兩個月就

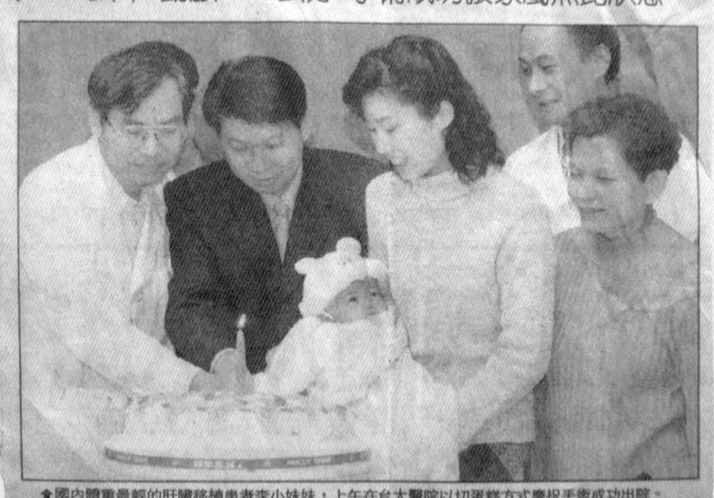

▲國內體重最輕的肝臟移植患者李小妹妹，上午在台大醫院以切蛋糕方式慶祝手術成功出院。

西元1999年，報章媒體報導全台灣體重最輕最小活體換肝兒，帶給無限家庭一線生機。

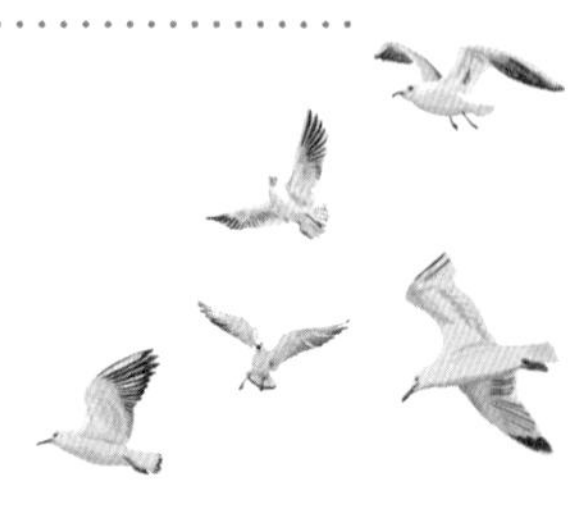

換肝過後的人們，必須服用抗排斥藥來避免器官排斥，但相對的也會降低自身免疫系統，為了尋求用藥平衡點，對醫生是一大考驗。在調藥過程中，病人在初期總會因感染及其他術後併發症而反覆進出醫院，所以術後的照顧需要極大耐心與謹慎。

換言之，這場戰役尚未結束，病魔仍然蠢蠢欲動，出院三個月後，軒軒再次為腹瀉血便住進加護病房。隔天清晨，醫院來電告知孩子的肺部出血，得了全身性敗血症，身上的器官臟器紛紛出血，非常緊急，必須馬上插管急救。

我飛奔到醫院簽下已經數不清的病危通知單，醫生無奈地對我說：「我們已經用十幾種藥物來治療，能不能活下去就靠她自己了。」在那一刻，我束手無策，只能祈念再祈念，唱題再唱題，是我這無能母親唯一能為女兒做的事了。

十天過後，不可思議地，奇蹟再次出現。軒軒的情況越來越好，可以自行呼吸，也能夠吸奶，儘管只有5CC、10CC，但足以顯示她的生命正在復甦。後來，內臟停止出血。對於這一切，醫師無法解釋原由，我一點都不在乎，只要軒軒活下來，就夠了！

這一年半來，我過得提心吊膽，每一刻都可能與心愛的孩子永遠分離，內心的煎熬如置身地獄，無法掙脫、無從躲藏。但是，我也從軒軒脆弱的身軀看到了生命的堅韌與尊貴。因為軒軒，我不再無知，由衷懂得感恩、珍惜生命。

附註1：御本尊是指全宇宙所有諸天諸佛、諸菩薩。

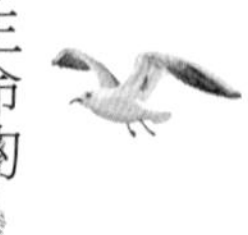

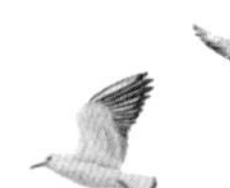

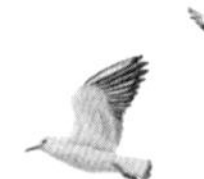

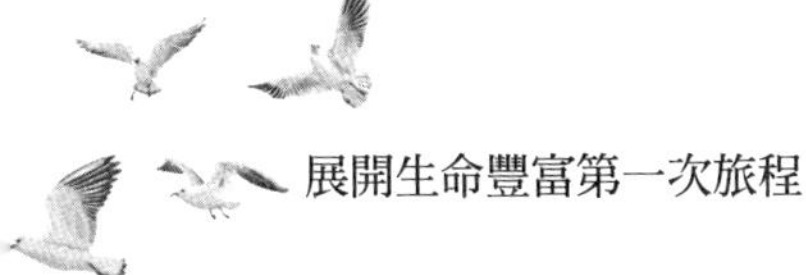

展開生命豐富第一次旅程

透過肝臟移植，媽媽的小肝在軒軒身上活了起來，她的身體漸漸復原，重獲蘇生，小小的身軀渾身充滿了活力，迫不及待要去探索這個世界。

新生命出發的第一步，接到DISCOVERY頻道來電，想要拍攝季軒生命奮戰的故事。那天，我們一家起了大早，驅車前往拍攝的地點中正紀念堂。陽光普照，藍天白雲、小孩純真地在草地上奔跑，爸媽隨著孩子的步伐在後頭追著，這一刻歲月靜好，活著，真好！我們體會到真正的幸福，苦難過後的幸福更是珍惜與甜蜜。攝影鏡頭緊緊跟隨靈動的小身影，軒軒不時綻放燦爛的笑容，在花朵擁簇之下的歡顏更是格外甜美，每一瞬間都可以捕捉到生命的永恆之美。

同時，我們夫妻接受採訪，述說那段驚心動魄的挑戰過程，尤其在孩子身上看到一股強韌的生命力與意志力，拼命想要活下去的姿態，讓我們深深動容，催促著我們不斷往前奮戰，學會永不放棄，感謝老天讓我們看到生命的不可思議，相信只要點燃心中希望的火焰，就可以處處看到奇蹟。

我們是再普通不過的平凡人，雖然沒沒無名，軒軒卻是我心目中的英雄，這一路上經歷了無數的艱難考驗，每一次的挑戰都是狠狠地要置人於死地，我們一起在驚濤中面對、搏鬥、全力以赴奮戰，一次次跨越煉獄的高欄，透過這國際性頻道，將這位臺灣小女孩絕不認輸的奮戰精神，傳送至世界各地，鼓舞正陷於人生困境的人們，為他們點燃心中的希望之火，活出生命的光彩。

軒軒是臺灣第一位最小、體重最輕的換肝人，創下醫學界新歷史，為無數膽道閉鎖患者的家庭帶來希望。或許我們不清楚器官移植的人，能夠存活多久，但生命彌足珍貴，如御書云：「一日之命勝於三千界之財」及「因病起道心」透過這樣的生命經歷，我對於生命的價值完全改觀，不再固守於自身小小的幸福，開始有了同理心，渴望付出，懂得與人同苦，生活方式有了一百八十度的大翻轉，我領悟到如何活著、創造活著的價值才是生命的真正本意。

因此，我經常帶著軒軒到醫院鼓勵正遭受病苦的人，若有機會也樂意到各地分享自身的體驗，傳達每個人生命都蘊藏無限潛能，不管遇到多大困境，也一定要抱持希望，湧現活下去的力量。軒軒宛如勇士，堅強傲立，也像一道璀璨的陽光，溫暖

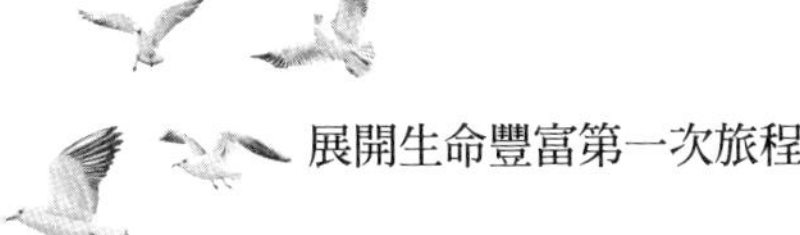

周遭，這是她活著的使命與價值。

出生兩年，由於頻繁進出醫院，軒軒錯過很多這階段應有的感覺統合發展，為了補足這段空白，讓她早早進入音樂國度，學習奧福、鋼琴、小提琴，跟著團隊一起成長，累積了上台演出的經驗。一個偶然的機緣，她入選參加玲木小提琴團隊演出，跟著大哥哥、大姐姐一起演奏「小星星變奏曲」，在台下觀賞的我不自覺成了淚人兒，憶起她曾在生死邊緣徘迴，飽受摧殘的身軀，現在卻能站在台上展現澎湃熱情，散發光與熱，讓我看到了生命的無限可能。

由於手術後腦部出血，讓我們非常擔心是否會影響軒軒日後的成長與學習，沒想到情況相反，小小年紀就展現超強記憶力，任何東西一看過就過目不忘，成了我的「活動記事本」，是媽媽生活上得力的助手。進入國小，學校每月舉辦背誦小達人選拔，她在背誦詩詞這方面可說如魚得水，經常抱得獎狀回家，讓她信心大增，更引發對於詩詞的極大興趣，也因此母女倆每天沉浸在詩經、楚辭、唐詩、宋詞的文學天地裡，我們從詩詞裡的愛、喜悅、淒涼、憂傷、豁達和瀟灑，體會詩人的美學情境想像，那獨特的生命美學，為我們的生活增添了幸福的甜蜜滋味。

為了增加軒軒免疫力，讓身體更健康成長，五歲時，就讓她學習游泳。剛開始她非常懼怕，每次都要與她做好心理建設，上課60分鐘往往溝通到剩下最後5分鐘才勉強下水，一期有10堂課，其中9堂課是與內心的恐懼交戰，最後一堂課才真正不怕水，學會水母漂。沒想到她竟因此愛上了水，喜歡上游泳，游泳也成為她的一項技能，是她日後體驗生命的其中一項樂趣。

因為孩子的帶領，我跟著一起成長與探索世界，記得與幾個朋友帶著孩子們相邀到頭城農場住宿。夜晚十分，我們一起製作天燈，在天燈上彩繪，每個人都寫下自己的名字及給自己的祝福話語，唯獨軒軒很有耐心寫下在場所有10多位大小朋友的名字與祝福話，她的舉動讓所有在場的人感受到溫暖與貼心，我們圍著小圈圈，透過真誠的祈念，數著「一、二、三」放手，然後一起目送天燈飛向天際，天燈越飛越遠，越變越小，也將我們的祝福遙寄到天的另一端，希望宇宙之神能聽到每一個人的夢想，讓夢想成真。在皎潔明亮月光中，我看到軒軒浪漫的笑容、可愛的臉龐，我默默在心中向宇宙之神佛吶喊著，請您一定要守護季軒平安健康長大。

軒軒的身體時好時壞，每一天都猶如向上天預支的生命，為了不留下遺憾，我們帶著軒軒兩度前往日本旅遊，玩遍了東京遊樂園、關西環球影城、HELLO－KITTY主題樂園，充滿夢幻、卡通人物的樂園，可說是小孩快樂天堂，每到一處，軒軒總

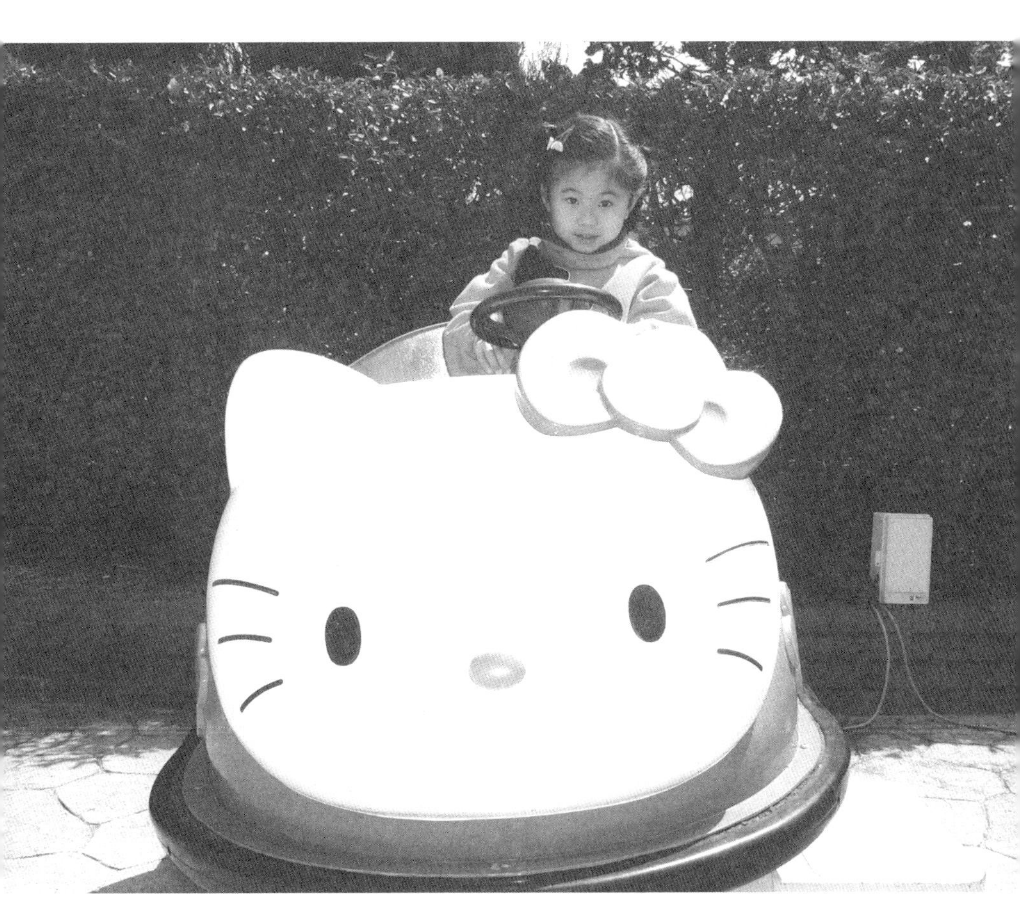

在HELLO-KITTY樂園留下最美麗的回憶。

難掩興奮之情，原只能在電視上看過的卡通人物，活生生地站在眼前，讓她驚喜連連，忙著與卡通人物們拍照，瘋狂玩了好多項遊樂設施，孩子的天真與童趣展露無疑，一點點好玩的事就能完全得到最大滿足，看到軒軒開心的笑容，讓我更深切渴望快樂幸福能永遠停留。

那兩次的旅遊，她愛上了日本泡湯與美食，尤其是壽司與烏龍麵，回到臺灣還念念不忘那滋味，所以我們一有空就會帶她去日本料理店解解饞，順道泡湯，時時重溫珍貴美好的回憶。

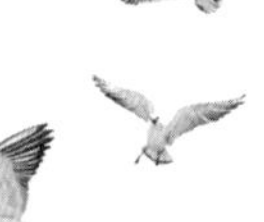
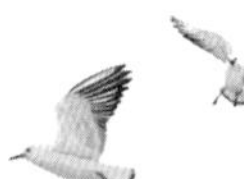

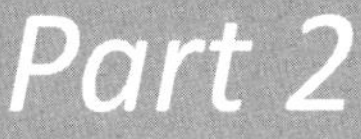

Part 2

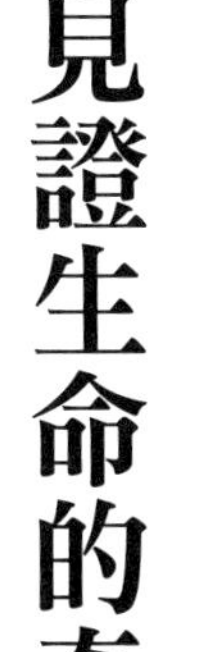

見證生命的奇蹟

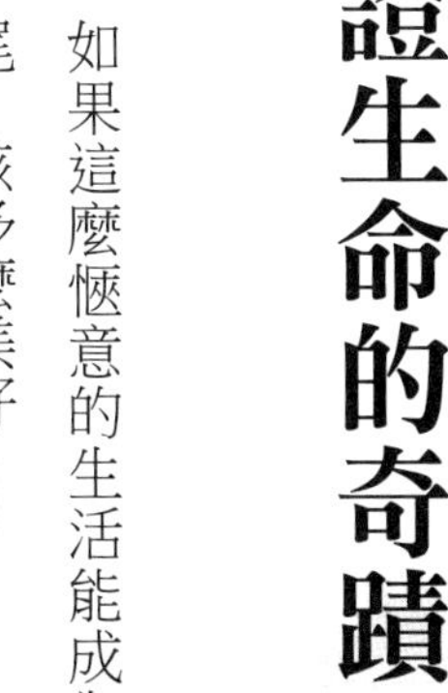

如果這麼愜意的生活能成為幸福的結尾，該多麼美好……

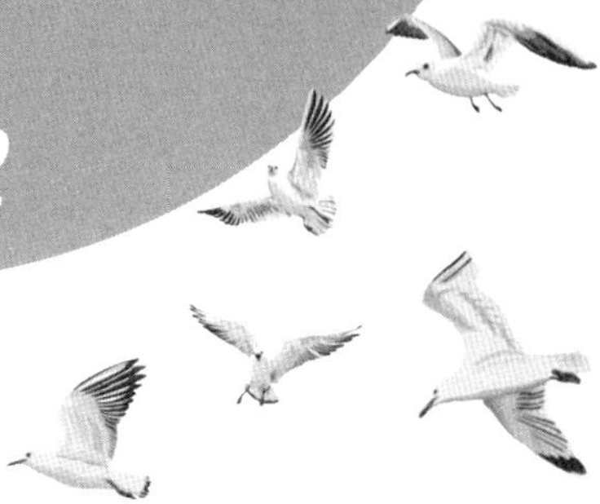

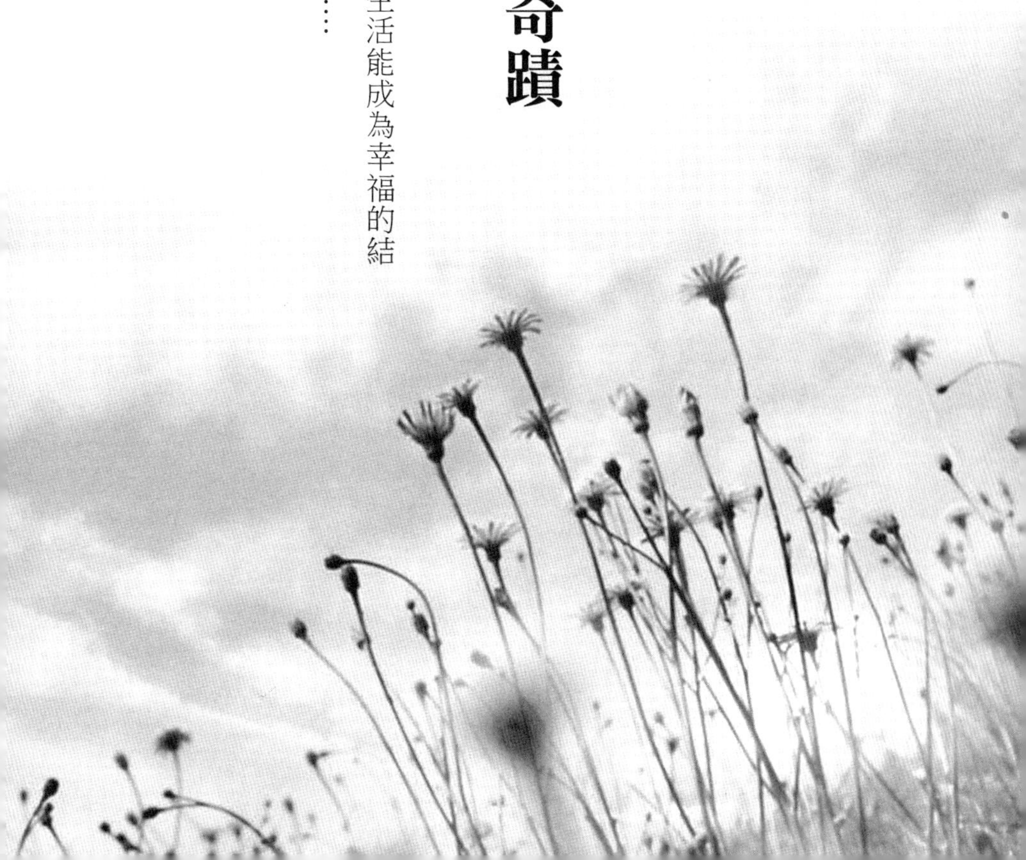

惡夢重現

如果這麼愜意的生活能成為幸福的結尾，該多麼美好。可是老天總喜歡開著惡意的玩笑，幸福美好不過是短暫的連接點，踏出的下個步伐面對的是一個又一個的波瀾轉折。

軒軒八歲時，因血管太過細小，體內循環造成很大壓力，導致經常性反覆出血，醫院再度成了我們母女最熟悉的環境。

刺鼻的藥水味飄散，一次又一次彷彿無止盡的治療，讓我再次強烈思考：「人活著的目的到底是什麼？」「為什麼有的人必須遭受百般的磨難與考驗？」顯然的，女兒成為我生命中重要課題。

在世俗人生中有太多名利、權勢、競爭、物質享受等虛華表面東西覆蓋了人的本質，常使人沉醉在無意義之中而不自覺，站在「存在—死亡」的路口，逼迫我們赤裸裸、真實地面對，徹底掃盡一切浮華，還我本來真面目。女兒帶領我走上向內在

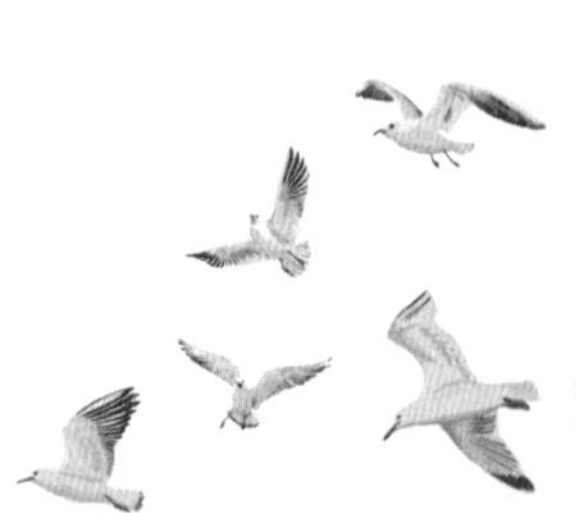

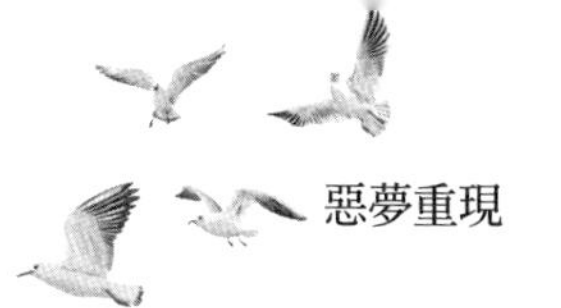

心靈探索的修行之路，敦促我不斷探索與成長，其中包含了對領會生命本質和生命意義的渴望。為了探就生命哲裡，大量閱讀各方書籍，也對大聖人佛法所闡述「使命」有了更透徹的了解，唯有不斷自行化他，磨練自身的生命，方能完成這一世的使命。

二〇〇七年九月宿命風暴再次侵襲。軒軒每個月都會定期回診，有天我發現她的皮膚發黃，便帶著她前往醫院檢查。

醫生為軒軒進行仔細的檢驗，發現她的皮膚和眼睛泛黃暗沉，不是好現象，「軒軒的血管太細，血液的營養無法到達肝臟，因此肝臟停止成長，隨著年紀增長開始無法負荷身體的各項運作，唯一解決之道，就是再次換肝。」醫生盡量說得淺顯易懂。

聞言，心揪了一下，但多年的信心磨練，使我在當刻以熊熊鬥志取代驚慌與恐懼，軒軒在一旁沉默不語，我抱緊她說：「我們有信仰，媽媽有信心帶著你一起超越。」

於是，軒軒停止上學，等待換肝通知。一天、兩天，一週、一個月，時間不斷流逝，併發症逐漸出現，軒軒的皮膚越來越黃，血便不止，體力愈來愈差。有一天，軒軒問：「媽媽，肝很難等嗎？」我安慰著：「放心，一定會找到適合的肝。」

等候三個月，我們住進醫院接受治療，剩餘的就是漫長等待。因為體內出血，軒軒無法進食，只能靠點滴維生。「媽媽，我今天可以吃東西嗎？」「媽媽，什麼時候可以吃東西？」「媽媽，我好想吃東西哦！」對一個八歲的孩子來說，禁食是多麼難熬阿！

由於膽汁淤積，導致皮膚發癢，一般的皮膚藥根本無效，看著它抓得全身皮破血流，癢得無法入睡，我只能握住她的手，喊著：「別抓了，媽媽幫你。」有時為了暫時止癢，一天沖很多次冷水澡。

醫生估計打止血針可以改善血便情況，沒想到毫無作用，於是插鼻胃管檢查。年輕地醫生拿著一長長的管子來到跟前，軒軒心生害怕，抱著我嚎哭：「媽媽救我！救我！我不要！」醫生和護士無視孩子的掙扎，強行壓住她的手腳，將管子從鼻子硬插進去。

「奇怪，怎麼看不到？」醫生把管子轉了又轉，我忍不住了：「醫生，拔出來吧！」她用力一拉，管子拔出來了，軒軒的鼻涕和鮮血也噴了出來。我的心，碎了。

這一刻，我必須堅強，告訴孩子：「軒軒，把管子想成你最愛吃的義大利麵，媽

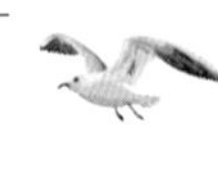

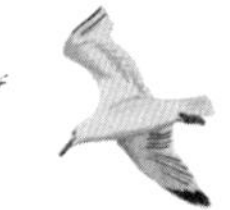

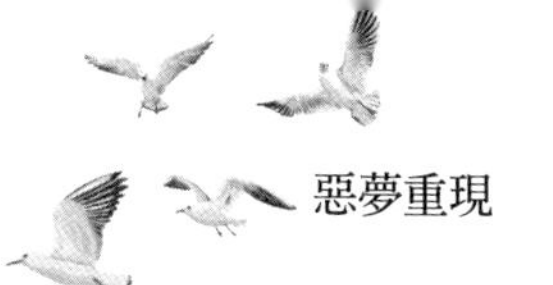

媽和外公會握著你的手，在旁邊唱題，你放輕鬆大口大口地把麵條往下吞。」第二次插管，成了啦啦隊，「軒軒，義大利麵好好吃，對，吞下去，好棒！」終於順利通過考驗。

小孩子真的很純真善良，當下就忘了先前的痛苦，口中嚼著口香糖為了止她的口慾，天真地問著：「媽媽，我剛剛真的很棒嗎？」我摸摸她的頭，真誠地說：「妳太棒了！」

儘管飽受折磨，這種種的檢查卻沒有任何結果。隔天緊接著做下半身的血管攝影，由鼠蹊部動脈穿入導管，循著血管將顯影劑送達至全身。結果仍一無所獲。當得知消息時，我放聲大哭，難以自己：「軒軒，對不起，媽媽對不起你！」

幾天後，軒軒靜靜地坐在病床上，活潑模樣不復可見：「媽媽，我不想換肝了。」

「為什麼？」她一語不發。我摟著她：「你害怕嗎？」她點點頭。

此時我深刻感受到她再也不是以前的小貝比，現在她有思想，有強烈的感受，需要鼓勵，一種撼動全生命的鼓勵，需要強而有力的力量注入她的身體。我與軒軒展開了佛法對話，訴說了佛法故事。

佛法故事

獅子王之心（附註1）：

軒軒，你絕對是一位有使命的小孩，一定要成為池田先生（附註2）所期待的勇猛獅子，御金言：「各各須取出獅子王之心，莫畏他人如何威脅。獅子王不懼百獸，獅子之子亦復如是。」

獅子是百獸之王，只要獅子一吼，原本張牙舞爪的動物也會心生畏懼而收斂，獅子奔跑的速度快速，一躍有12公尺之遠，吼聲也達數公里之遠，響徹雲霄。軒軒，你就是那一隻勇猛的獅子，不論是面對強敵還是危難，都要果敢面對，拿出勇氣，抱持「一定要獲勝」的氣魄全力奮戰。

魚躍龍門（附註1）：

在黃河上游有個「龍門瀑布」，每逢春天瀑布旁就會有許多鯉魚聚集，牠們個個

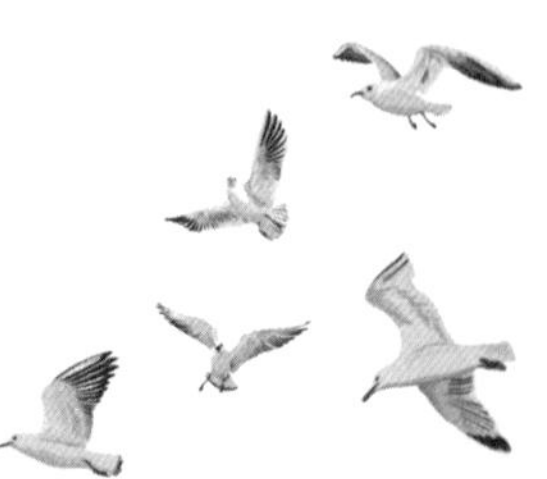

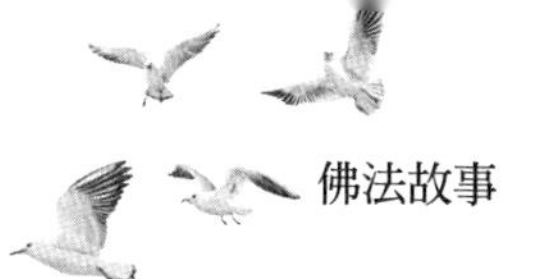

摩肩擦掌，蓄勢待發，因為如果能躍上瀑布頂端，就能成為一條龍，遨翔天際，呼雲喚雨。然而，躍上瀑布是一項非常艱難的任務，瀑布是由三段巨流形成，每段巨流都有虎視眈眈的敵人準備捕捉牠們，所以必須要有「一定要躍上去」的強烈氣勢及十足勇氣，不畏艱難的氣魄才能做到的。

有隻小鯽魚看著瀑布說：「我的身體這麼小，要躍上這瀑布可不簡單啊！」，在大黃鯽魚帶領下，許多魚兒開始向上跳躍，大家屏住呼吸，搖動尾巴，一口氣地向上跳躍，不能休息，激烈的水流不斷地拍打著身體。

「哇！受不了啦！撐不下去啦！」，有幾個同伴順著瀑布的激流滑了下去，此時盤旋空中的老鷹撲向滑下的魚兒，轉眼間成為老鷹的獵物。激烈的搏鬥中，只有一半的同伴躍上第一段瀑布，但已遍體鱗傷。

「躍上第二段瀑布吧！」大黃鯽魚開始向上躍。

「不行了，再也跳不上去了！」一批批的魚被沖了下去，掉進魚夫撒下的魚網，這時只剩下幾條魚了，但小鯽魚也躍上來了。

「既然已經到了這裡，我一定要變成一條龍給大家看。」小鯽魚擺動小小的身軀奮力向上、再向上。來到最後一段瀑布了，第三段距離最長的瀑布，大家使勁不斷地向上躍進，以為就差那一步而安心時，大鯽魚竟被瀑布淹沒，掉了下去，其他的魚也沒有躍上瀑布。最後只剩三條魚奮勇躍上瀑布。大鯽魚從瀑布底部向上仰望，映入眼簾的是三條正要升天的龍，其中有一條小龍就是持續到最後都不放棄，使出全力的小鯽魚。

軒軒，你就是那條小鯽魚，拼命奮戰到底的勇敢小鯽魚。

附註1：佛法故事的師子王之心與魚躍龍門摘錄創價少年月刊，二〇〇七年。

附註2：池田大作先生是我與女兒生命之師。

池田大作先生是桂冠詩人、亦是宗教家，榮獲聯合國和平獎。與諸多世界有識之士對話，推進和平、文化、教育運動，榮獲世界各學府及學術機關頒贈三百零八個榮譽博士、榮譽教授稱號。

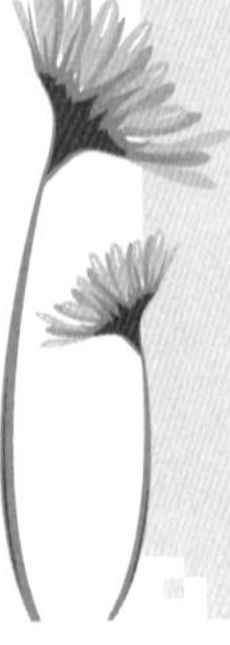

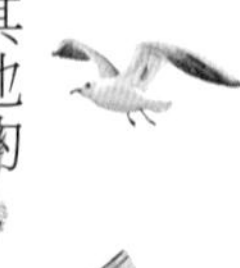

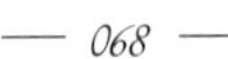

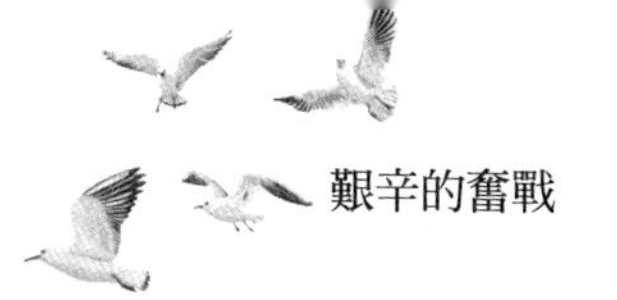

艱辛的奮戰

然而，病魔沒有放過軒軒，醫生在她的大腿上接導管，以便出血時在動脈血管注射藥物，但軒軒出血的速度遠超過想像，尿布一打開，盡是怵目驚心的鮮血，一包又一包，沒有喘息的機會。最後，軒軒住進加護病房。

探訪時間一到，我來到軒軒的身旁，她的反應變得遲緩，望著我說：「媽媽，我要刷牙。」之後，又說：「我要做晚課。」在題目聲中，她沉沉入睡。我回到病房休息，不知為何，心裡惶惶不安，不斷祈念直至深夜。

凌晨五點多，醫生打電話到病房，表示軒軒陷入肝昏迷，須緊急插管，我立即簽下同意書。看著女兒毫無意識，渾身插滿管子，監視器滴答作響，剎時仿如置身煉獄，心痛、煎熬，卻無處可逃。

先生前來探望時，護士正抓起軒軒細瘦的雙腿更換尿布，她像個沒有生命的洋娃娃，任人擺弄。他看了不忍，竟然衝動地想拔下軒軒的呼吸器，不願女兒再受折磨。

佛法教導，生命是宇宙最珍貴的寶，每一個人都有任何人無可取代的使命，就算自己的女兒，我們也無法決定她的生命，身為母親，我有責任守護她到最後一刻。我深深確信，軒軒如果使命尚未完成，就一定可以等到肝臟移植。

那晚，我們全家人跪坐佛壇前，誠摯唱題祈念。那一刻，一句題目，一聲吶喊：「宇宙諸神佛啊！我已經沒有退路了，如果軒軒有使命，就一定要在一星期之內找到肝臟。」

翌日早上，前往加護病房探望，軒軒因為狀況穩定，醫生已經為她拔除呼吸器。但這只是暫時性，若不盡快移植，她還是會再次陷入昏迷。當時移植小組成員出國進行研討，肝的來源音訊全無，我只能不斷真摯祈念。

感謝創價會員們的的題目支援，以及熱心會員們用電子郵件發送全球，題目如環繞宇宙般撼動諸天，地涌菩薩湧現，全力守護小生命。

深夜時分，正當我在守候室祈念時，理應還在國外開會的主治醫師李教授竟然出現在眼前，「你不是一星期後才回來嗎？」我驚訝地問。「那邊手術完成後，我先回來。好消息，已經找到肝臟了！」老天，不可思議，我喜極而泣。

我迫不及待把這大好消息告知會員，電話那一端傳來尖叫聲，感動的淚水奔流而下，這群共戰朋友的心早已緊緊相繫，不分你我。

新生之日

肝臟移植手術當日，醫生一早就在手術房確認相關事宜，我們到加護病房探望軒軒，看到護士為她梳理整齊，綁了兩個漂亮的小辮子，軒軒無比冷靜沉著地坐在床前，不管遇到任何事情，小小年紀總是表現出超強毅力、耐力與勇氣面對眼前重重難關。

我抱著軒軒：「妳很棒，老天聽到了我們的聲音，已經幫妳預備了新的肝臟，一切都沒有問題。妳是一個有使命的小孩，生命裡具備無窮的潛力，諸天善神也圍繞在妳身邊守護著妳。」

時間一分一秒過去，已超過原本預定手術時間7點，先生按耐不住不安的心情，深怕有任何變故，我告訴他：「我確信軒軒是有使命的孩子，一切都是最好安排。」9點，醫生打電話告知孩子可以準備進手術房，我與先生、娘家爸爸推著軒軒的病床走在長長走廊上，朝向生命交搏的戰場，腳步沉重卻懷有希望，我告訴孩

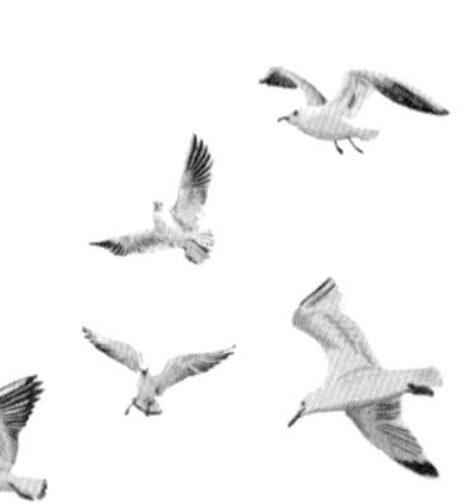

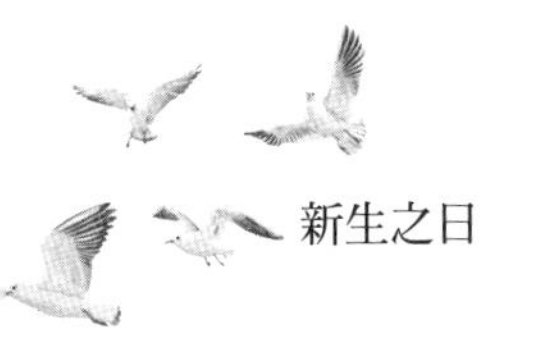

子：「放輕鬆，一切都會很順利，待會媽媽不能陪妳進手術房，但妳眼睛所看到的醫護人員都是諸天善神，必定會受到最大的守護，妳不孤單，因為媽媽的心是跟妳聯結在一起，媽媽會在外面幫妳唱題祈念。」

在手術房外，這刻感受到軒軒正要蘇生，但自己也不敢掉以輕心，不斷合掌唱題祈念，期盼守候，從白天等到夜晚，15個小時在焦急中流逝，遲遲不見醫生蹤影，不安感油然而生，無法冷靜等候，莫名的恐慌攫住心頭。凌晨兩點，手術門終於開啟，頭髮凌亂、神色疲憊的主治醫生走了出來，搖搖頭說：「這手術超高難度，整個過程與事前的紙上推演完全不同。」醫生表示，打開軒軒的腹部，方才發現沾黏相當嚴重，小組成員花了8個小時進行血管剝除，再用8小時移植肝臟。

然而，這僅是第一關，軒軒能否度過危險期，還待觀察。之後，軒軒從手術房移至加護病房，我快步前往探望，孩子的肚子鼓脹，除了腹部有四個引流管，身上還插滿了各式各樣管子，醫生的話語縈留耳邊，我的內心之魔悄然升起，對著我咆哮：「妳看，妳到底對妳女兒做了什麼好事？」這一刻，我的心好痛好痛，千百隻針扎在我的心，疼到無法言語，軒軒，媽媽只要妳好，只要妳活下去！

一連串的考驗接踵而至，手術完隔日，發現軒軒的腦部遭到感染，整整昏睡三天，好不容易醒來，嘗試喝流質食物，卻又發現腸子破洞，隨即禁食。但狀況毫無改善，李教授絞盡腦汁、左想右想，萬不得已之下，決定進行第二次手術縫補。這次手術歷經三小時，距離肝臟移植手術不過數天，新肝難以承受這一連串的折磨，術後身體急速惡化，軒軒無法排尿，於是緊急洗肝、洗腎，所有狀況旋即失控。

兩個多月沒有進食的軒軒，變得又黑又瘦，每天注射十幾種藥物而引發過敏，全身脫皮，最後醫生豎起白旗，表示能做的都做了，情況實在太過嚴重，孩子恐怕無法撐過一個星期。

剎那間，我渾身發抖，自責、懷疑、憤怒的情緒湧上心頭，結果若是如此，為何要走那麼多的辛苦路？那一天是十二月三十一日，街頭上擠滿了參加跨年的人潮，我卻感到孤獨、寂寞、寒冷，想要大喊，卻瘖啞失聲，想要大哭，淚水卻早已流乾。

電話鈴聲不斷想著，木然拿起話筒，是會員打來的，強有力的題目聲傳入耳邊，冰凍的心逐漸有了溫暖。是啊！我不能認輸，女兒的結果在於媽媽心中的一念啊！

回到家中走進佛堂，我深深跟諸神佛吶喊「如果軒軒有使命，就讓她完全康復；假若她的使命已經完成，請不要再讓她受盡痛苦與磨難，就讓她好好地回到御本佛

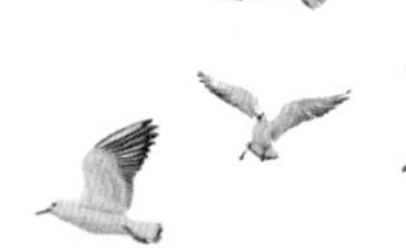

身邊吧！」

二〇〇八年元旦清晨，我帶著平靜的心走進加護病房，凝視半睡半醒的女兒，握著她的小手，輕輕地對她說我想了一整夜的話：「軒軒，媽媽很感謝妳。妳是很棒又勇敢的孩子，把老天交代的功課都做得很好，媽媽累了會休息，妳如果累了，也要休息。因為妳每次都把功課做得很棒，所以妳休息的時候會看到御本尊，御本尊會送妳禮物喔！那個禮物就是全新健康的身體再回來找媽媽，好不好？」軒軒應該聽懂了，睜開眼睛，答了聲：「好！」

那一刻，長久以來壓在心中的巨石落了地，我不曾放棄過每一分每一秒的挑戰，面對每一次的奮戰，總是全力以赴。軒軒也是一樣，我們並肩共戰，打敗過無數次的病魔，但她畢竟是個9歲的孩子，身體敵不過摧殘，美好的一戰已經打過，我無怨也無悔，只求軒軒脫離病痛苦海，心願已足。

軒軒的情況持續著，三個月沒有進食，插著呼吸器，腸子的破洞依然存在，每天洗肝、洗腎，走不出一條前進的路。更糟的是，軒軒出現加護病房症候群（附註4），幻聽幻覺，既然想不出更好的辦法，我和先生便想讓她轉進普通病房，醫生卻表示不可能。那麼帶她回家吧！家人又強力反對：「現在她的肝、脾、腎、腸、腦都有問題，帶回家很辛苦啊！」

此時，自責的聲音不斷在耳邊迴響，深刻懷疑「醫學的發達、先進，是造福人類還是延續痛苦？」我的心隨著軒軒的病情變化而起伏，充滿不安與恐懼。

為了讓自己靜心，我從書中尋找支撐下去的力量，書中看到池田大作先生指導：「恐懼或擔心皆徒勞無益，只會讓人的潛在力量變得愈來愈弱，唯『戰鬥精神』如烈火般熊熊燃燒的地方，才可能生存下去，並贏得勝利。挑戰、應戰、再挑戰，這才是生存的本質。軟弱是最大的悲哀，要堅強、堅強的活下去，就算信仰妙法，如果軟弱遲疑，就無法自我改革。」勇氣頓然升起。

這是一場耐力與確信的考驗，一場決勝負的人間革命，我立下更大誓願：我們母女一生奉獻社會，幫助需要幫助的人，為別人付出，為別人幸福努力，用我們的故事鼓勵更多人，為此非得到現證不可！

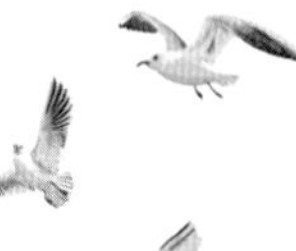

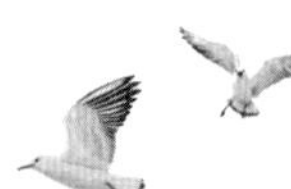

醫學小常識：

加護病房症候群

在加護病房的病患由於處於封閉環境，24小時的醫療，無法感受日夜的差異，加上身體的急重症、疼痛不適及不安感，接受加護病房各種重症治療方式、管路及儀器等，病人的身心產生適應不良及心理壓力，而有類似譫妄、精神官能症等心理方面的疾病（包括幻聽、幻覺），通常是暫時性的，在適當的支持輔導，睡眠調節，或離開加護病房環境便會改善。

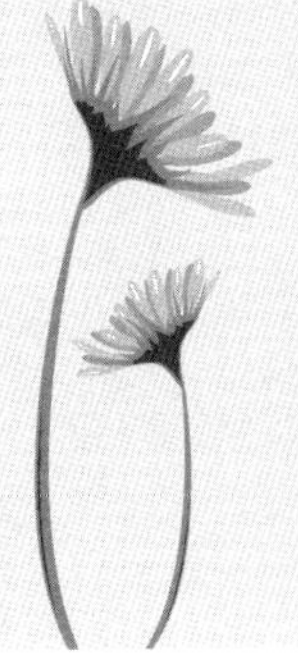

爸爸的愛

法華經寫到：「必假心固，神守則強。」人與宇宙乃為一體，只要自己的心志堅強，挺身而起，就能喚醒宇宙所有諸天善神前來守護，我牢記這句話，不放棄一絲希望，不斷祈念，非到最後一刻，決不服輸。

狀況陷入膠著，醫生告知傳統血漿置換洗肝法，風險高且效果不佳，倉庫存有幾年前中研院送的兩隻活性碳，雖已過期但較沒風險，問我們願不願意嘗試？無疑這是天籟，只要有方法能往前走就是機會，我們簽字同意，使用活性碳洗肝。

果真洗完兩次，黃疸上升速度較趨緩，但只要不洗黃疸又繼續上升，用完兩隻活性碳後，臺灣已沒有庫存活性碳，於是先生的仔細詢問，透過人脈關係，輾轉請朋友到日本工廠直接訂十隻活性碳回到台灣。

那段期間，我們手無寸鐵，唯一對抗病魔的，就是取之不竭的愛，我們夫妻輪流進加護病房陪伴孩子，給予愛、溫暖，加油打氣。所謂「自助而神助」，唯有活動

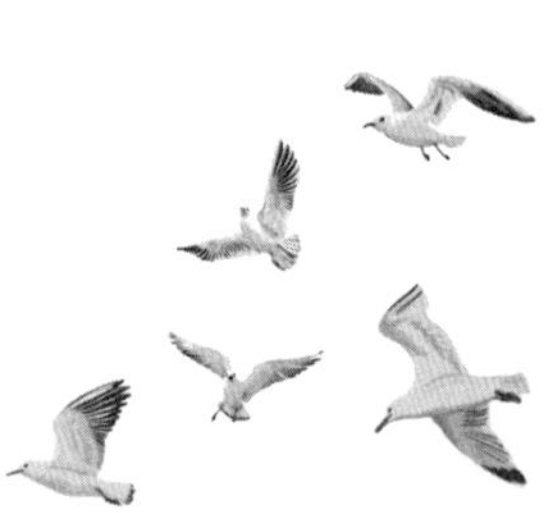

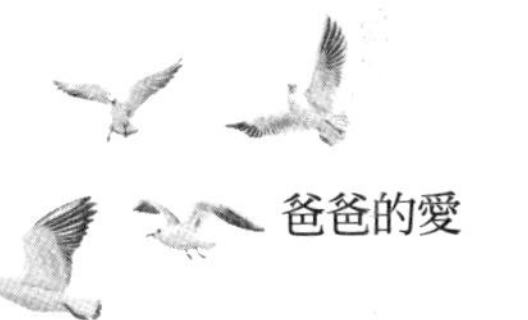

才有能量進入，軒軒已禁食三個多月，躺在床上太久導致褥瘡，我與先生不管孩子身上多處管子，嘴裡插著呼吸器，我們總是合力抱著她下床伸展身軀。

軒軒始終展現強大生命力與意志力，和爸媽配合，這時赫然發現床上已睡出一個人字形，於是要求換張床，無奈已經滿床無法換取，護士靈機一動，就將床翻轉到另一面，沒想到就這一微小動作，我們的命運隨之翻轉過來。

這一段危急過程中，娘家爸爸放下手邊的工作，全程加入第一線，全家人一起與病魔奮戰，心緊密凝結。因為軒軒，我們學會了愛、學會了感謝，這是一場生命的感動與學習。

醫學小常識：

洗肝是一種嚴重肝臟疾病的治療方法，將全身血液送至體外過濾循環，利用體外的過濾儀器、以血漿或白蛋白置換、或以活性炭等方式幫助身體排出有毒性物質；但是肝臟的重要功能包括各種蛋白質的製造，以及酵素代謝功能，仍然無法由機器取代。因此洗肝只能維持幾周，不像洗腎一樣可以長期進行，洗肝通常使用在等待肝臟移植這段期間，或是可恢復性的猛暴性肝炎，爭取肝臟再生的時間。

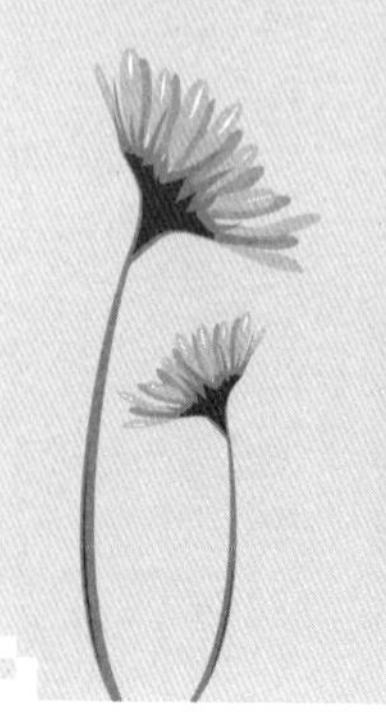
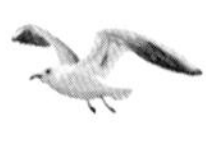
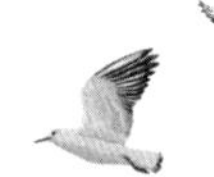
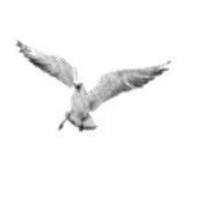

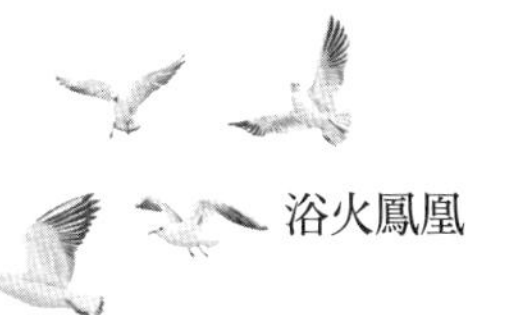

浴火鳳凰

陪伴女兒抗病的過程中，體悟到所有醫療都只是在協助與輔助病人，病情是否好轉全在於病人本身的意志力，換句話說，痊癒的決定權是自己而不是醫護人員。一念決定勝負，能否超越種種困境，完全在於自己是否湧現強盛的生命力與行動力，所以絕不能坐困愁城，一定要勇敢奮起向前走。因此，我們決定拔除軒軒呼吸器，讓她有機會靠自己呼吸，但醫生提出警告：「一旦拔除呼吸器要再插管會很困難，且狀況更難控制。」一直以來，我們遇到的每一道難關都是個賭注，都是個艱難的抉擇，而每一個決定也都在考驗當下的勇氣與智慧，但我們深深相信孩子具有無窮潛力與身體本身的自癒力，目前需要做的事，就是引發軒軒強盛生命力超越逆境，因為無止境地仰賴依靠有限的醫療，反而會抑制自己本能的恢復力。

我全力鼓勵軒軒，佛法有云：「譬擺頭髮搖，用心身動，大風吹則草木披靡，大地震海水洶湧」。我們心裡所想的會牽動身體的動作，如同大風一吹，草木就傾倒，大地震一來，海水就波濤洶湧，只要人心強盛就能擁有撼動大宇宙的力量，所有的問題都可以超越。

軒軒，媽媽說一個故事（附註1）給妳聽：

有一種五彩斑爛的鳥類，名叫鳳凰，牠擁有繽紛色彩的羽毛、亮麗的外型，一出現總是吸引大家目光，尤其要見到鳳凰所散發的光芒，人們就能擁有超越一切困難的神奇力量。但是，鳳凰住在遙遠的深山裡，行蹤神祕，想見到牠們的蹤影可說相當困難的。

有一天，一位智者來到森林，告訴鳥群：「鳳凰就在這座山的頂端，但路途非常險惡，必然會毒蛇猛獸的侵襲。」儘管如此，鳥群仍然興致勃勃前往山上尋找鳳凰。途中，險阻重重，飛行到一半路程時，開始有鳥類說：「好累喔！這麼遠的路程，又不一定看得到鳳凰的蹤影。」喪氣的話語打消了鬥志，很多鳥兒都放棄了。

這時，只剩一隻鳥兒堅持到最後一刻，歷經千辛萬苦，終於來到山頂。然而，什麼也見不著，只看到智者在那裏悠然等候，牠問智者：「鳳凰在哪裡呢？」此時，智者告訴牠：「其實，妳就是鳳凰啊！懷抱著勇氣，超越種種困境，堅持到最後的精神，就如同鳳凰一般散發出耀眼的光芒！」

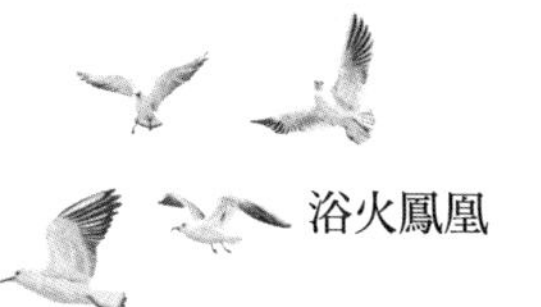

軒軒，妳就是那一隻鳳凰！妳蘊藏著無限力量，是一個有使命的孩子，我們一定會超越所有困境，妳一定會健康好起來的。

附註1：創價少年月刊，二〇〇七年

感謝，湧現強大力量

拔掉呼吸管，軒軒很努力的靠自己深呼吸，於是從外科加護病房轉到內科兒童加護病房。之後，我們往返在加護病房與普通病房間，因為儘管脫離呼吸器，但必須不定期進加護病房洗肝。所謂洗肝，即是從頸部或鼠蹊部的靜脈導管拉血洗滌，機器感應非常靈敏，身體必須保持六小時完全不能動。

對我們來說，洗肝是一大艱難任務，我們戰戰兢兢深怕聽到機器哌！哌的聲響，一旦發出聲響，不但得終止這流程，還須打麻醉重換一條大靜脈管。我察覺母女壟罩在恐懼氣氛中，因此我告訴軒軒：「如果機器再響，我們就感謝機器，謝謝他淨化我的肝，讓我的肝很快恢復運作。」那段期間，我們說了上百次的謝謝，機器像似感應到我們的真誠，不但不再哌哌作響，還與我們站在同一條線上，齊心合作順利完成這項任務。

軒軒的腸破洞問題仍未解決，有一派醫生主張可少量進食再觀察，另一派醫生

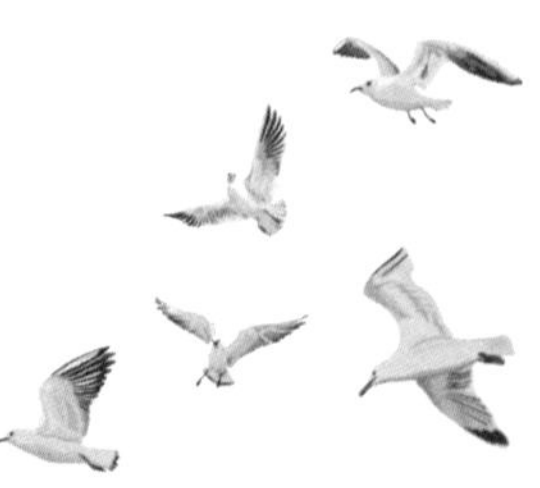

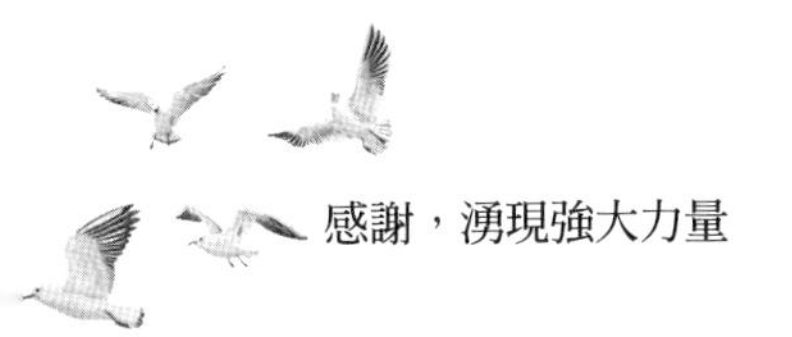

則強力要求禁食，怕引發腹膜炎反而引起更大問題，但軒軒已經好幾個月未吃任何東西，如果都一直沉浸在恐懼與害怕之中，就完全被困在問題裏，無法往前邁向一步。最後我們決定回歸到自然原始的想法——「人本能就具有自癒力與恢復力」，決定讓軒軒少量多餐。

進食時的確會有一大部分食物從引流管出來，我們謹慎小心按照這原理緩步前進，我們由衷感謝這條引流管，謝謝它將吃下東西因腸破洞漏出來的食物引流出來，而不致將殘留食物囤積腹部。醫生也覺得是奇蹟，軒軒的體內自動形成一區塊，吃下東西有一部份按照身體流程消化吸收，一部分就從引流管流出，讓身體有機會恢復運作。

因為開始進食，點滴漸漸減少，我們大膽向醫生請假，白天帶她回家，讓她回到熟悉溫暖又安全的堡壘，睡自己的床，撫摸書桌，翻動書包，喚起健康身體回到學校記憶，燃起一定要好起來的強烈動力與希望。到了晚上，我們回到醫院，繼續接受輔助治療及洗肝。面對這場戰役，我們越來越有把握，湧現強大的信心能夠打贏這場戰。

在這過程中，我們覺知到「感謝」能從內在到外在引發一股強大正面能量，只要時時發射出感謝一念，不管有形無形，有情無情生命，都能有所感知而形成一股正向磁場，往善的方向前進。

這時，我們堅定地向醫生提出出院的想法，醫生允許了，但告知兩星期後必須再回醫院洗肝。三月八日，軒軒帶著一條引流管及虛弱的身體踏上回家的路。車窗外，春陽映照大地，熙熙攘攘，這一趟回家的路，蜿蜒曲折，漫長無比。

在家中休養、細心照顧，兩星期後回診，醫生看到檢查報告，忍不住發出讚嘆聲，興奮地抱著她：「妳實在太厲害了！」因為她的新肝開始運作，排除身體的毒素，可說是不可思議啊！這個真實的體驗給了我們很大的振奮。

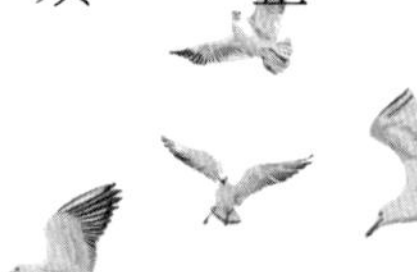

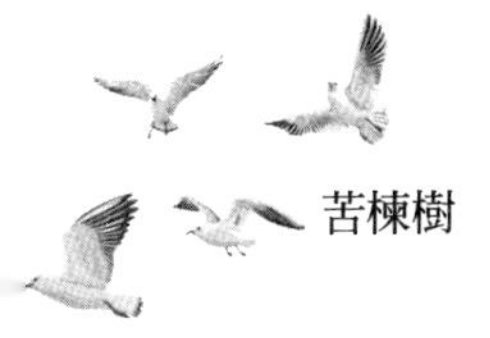

苦楝樹

回家對我們來說如此艱辛，但憑藉軒軒一股強盛堅毅生命力，雖歷劫辛苦，終究突破重重苦難，小小生命再次創造奇蹟。雖然身上帶著引流管，還有尚未解決的問題回家休養，但我們母女對未來抱持希望與生命熱情繼續往前走。

記得有次帶軒軒到圖書館途中遇到國小詹老師，她那驚訝狂喜的表情依然歷歷在目，她對小小生命對抗病魔所展現堅韌不輸鬥志感到讚嘆，她連忙拉著軒軒的小手來到苦楝樹旁，告訴孩子：「妳的精神就像這棵苦楝樹般。」

苦楝樹是臺灣原生鄉土樹種，隨處可見，不管土壤多貧瘠，環境多惡劣，它依舊展現強大的生命力，拼命生長，當它被昆蟲小鳥咬傷時，就會分泌出像麥芽糖黏液，敷在傷口上，湧現強大自癒力，充分具備完成生存目的。大自然一草一木散發出生命的哲理，給了我們很多的啟示，我也在軒軒身上看到一股平凡而偉大的生命之美。

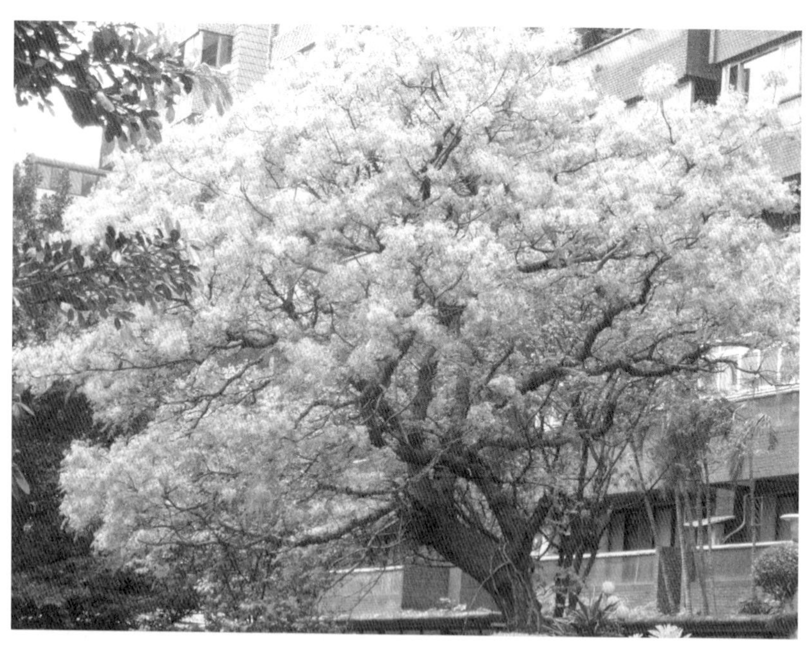

不管在堅硬柏油路旁或牆角、貧脊之地，只要有一點泥土的地方，就能讓苦楝樹生存下去。

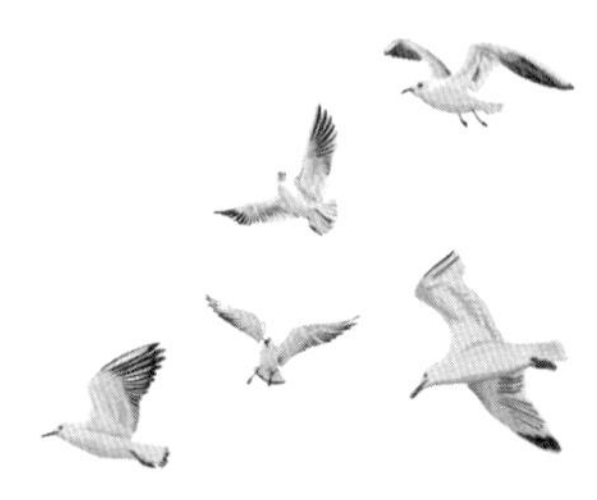

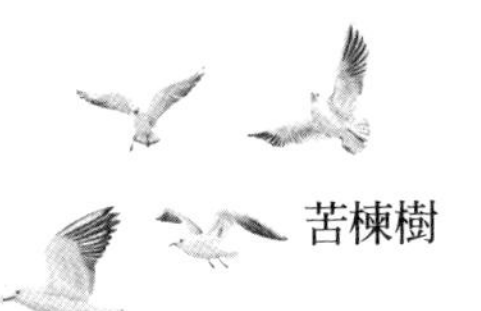

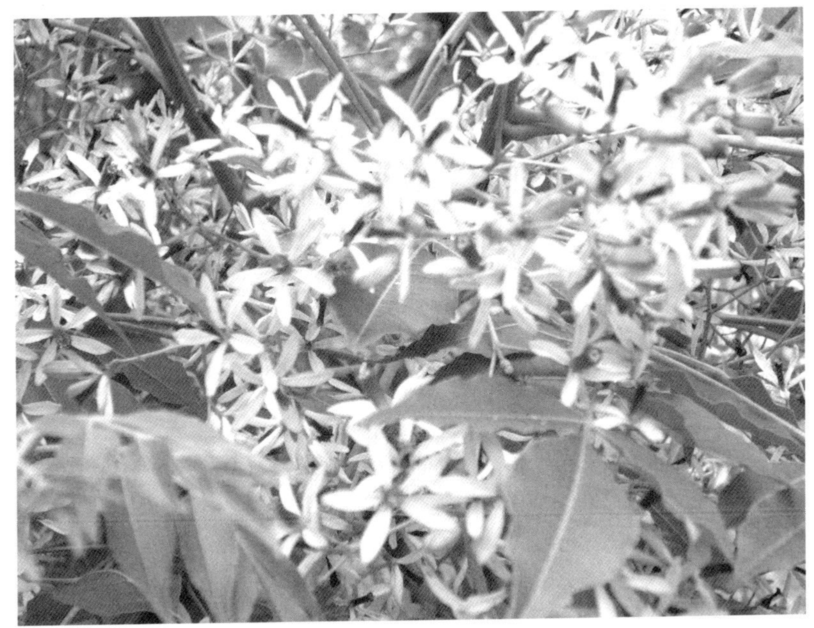

苦楝花開了，一片粉紫，隨風搖曳，散發淡淡清香，瀰漫在空氣中，久久無法散去。

強盛的心創造出奇蹟

軒軒身上的引流管在照顧上是一大挑戰，每天吃的食物部分會流出管子，常常弄濕衣服，一天得換上五、六次衣服，管子周圍的皮膚也因膽汁及食物流出而導致侵蝕潰爛，有時看到她剛吃下東西，馬上原封不動從管子流出，不僅在清洗和照顧上辛苦，心中更有心疼與不捨。醫生認為最好方法是再度進行手術修補，但她的身體不適宜再動刀，引流管勢必跟著她一陣子。

我們儘量讓軒軒能過正常的生活。記得有一次帶她跟一群小朋友到海邊度假中心遊玩，其他的小朋友興高采烈地穿著泳衣，噗通、噗通，跳進泳池玩水，軒軒有著純真小孩一面，難掩失落表情說：「媽媽，我好想跟她們一樣毫無顧慮噗通跳下水和她們一起玩，我不想只坐在這裡泡泡腳。」乖孩子，一定可以的，管子一定會拿掉，傷口會自動癒合，媽媽保證有一天一定可以自由自在下水游泳，軒軒露出笑容天真說：「真的嗎？」是啊！媽咪告訴妳「石虎將軍的故事」。

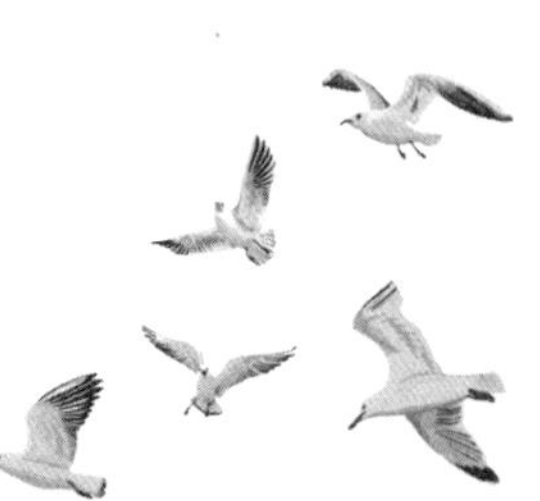

中國有一位名叫李廣的將軍，他是射箭的高手。有一天，他的母親被老虎咬死，李廣非常傷心難過也很氣憤，一心想要除掉老虎以免其他村民受害，他循著老虎的腳印追趕到深山，果然發現老虎的蹤影，但老虎像風一般快速奔馳。這時，李廣不小心摔了一跤，老虎卻跑走了，他咬牙切齒，懊惱不已，心想我一定要找到老虎。

李廣想殺死老虎的念頭變得更強烈了。第二天，李廣繼續尋找老虎，絲毫不氣餒，驀然，李廣在草叢裡發現了老虎，他立刻舉起弓箭，想起摯愛的母親遭受傷害的情景，更使盡全力準準的朝目標把箭射出去，咻一聲，射中目標了，但走近一看，射中的竟是一塊狀似老虎的堅硬石頭，箭矢深深地射進石頭的正中央，不禁嚇了一跳。事後李廣嘗試再一次朝石頭射箭，卻怎麼也射不中。想必當時想殺死老虎的一念非常堅決，才能將箭射進堅硬的石頭裡。

軒軒，只要妳想要健康好起來的信念強盛，就一定會好起來，因為人的信念能貫穿宇宙，喚起身上所有細胞非健康不可的能量喔！

春去夏至，眼看就要開學，我們母女不斷勤勵祈念「九月開學時，軒軒能回學校讀書，引流管一定可以拔除。」

九月一日，軒軒如願回到校園，八日清晨，「媽媽，我的管子掉了。」軒軒喊著。帶著她趕往醫院，醫生檢查傷口後，表示傷口正在癒合中，不需要再插管。

當下可說欣喜若狂，這一連串考驗恍如隔世，太不可思議了！軒軒的生命轉折處處是奇蹟，讓媽咪發自內心再次成長，對生命有著更大的體驗與領悟，所有醫護人員也從孩子身上見識到生命重要的一課，學會用積極的態度面對人生的種種困境，懷抱堅持的信念，鼓起勇氣，耐心等待！

在這場生命之戰中，有太多的人無私付出關心、支持，與我們一起共同奮戰，我尤其要向捐出器官的少年，及所有曾經給予鼓勵的人們，致上我最深的感謝，「因為有您，生命才能創造奇蹟！」

我們不可能一個人獨立存活在這世上，每個人的存在都是由無數的人努力與付出才成就現在的我，而人真正的生命價值是我們曾經幫助了多少人，為別人付出了多少。軒軒是我生命的原點，因為有如此刻骨銘心的經歷，我們母女更誓願盡一生所能鼓勵、幫助需要的人，將愛傳播出去。

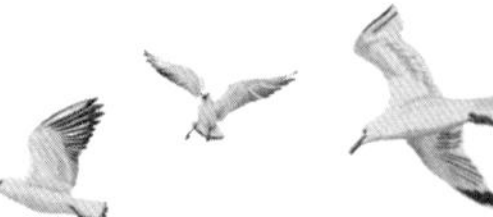

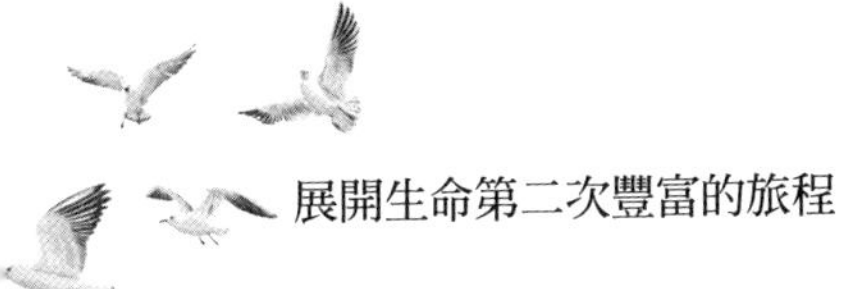

軒軒漸漸恢復正常生活，跟同學們一起學習與成長。記得在移植前，軒軒放學回家總是說：「媽咪，我好想當路隊長哦！看著隊長帶領班上同學站在隊伍正前方，大家要聽命隊長口號，然後整齊化一的行動，感覺好神氣哦！當下走起路來真的好威風。」但上課沒幾天後，她就接受生命中一連串最嚴格挑戰，這過程中我們也以這目標鼓勵她，身體健康好起來就回學校當路隊長，只要信念強盛，一定可以實現你的夢想。

如今軒軒回到學校，果真接下第一任務就是當路隊長。那天，她回到家，興奮地說：「我今天真的當上路隊長了！好神氣哦！走起路來威風的很呢！」。隔天我到學校接送她回家，也拍下了她當路隊長的畫面，為她的心想事成留下最佳現證。

在軒軒等肝、移植、術後復原這段艱辛挑戰過程中，班導詹老師帶領全班同學透過念力遙寄祝福給軒軒，大家也決定將班季旅遊往後延到下一年度，強烈渴望軒軒一定可以健康回來與同學一起出遊。當軒軒等到肝臟的消息傳回班上，那一刻可以說舉班歡騰，每個人都無比興奮、歡喜與感動。同時，軒軒也在每個同學（國小三年級）的幼小心靈裏，種下一顆「信念有無比威力」的種子，我想這將會是同學們往後生命中遇到困境時，會憶起的一段正面有力的記憶。這勇敢女孩的生命故事必能在每位同學身上激起巨大的力量，超越人生旅途中的種種挑戰，完成心中夢想。

那天，大家一起迎接班季旅遊到來，孩子們隱藏不住那股雀躍、歡喜之心，在遊覽車上，軒軒獻唱一首英文歌感謝同學對她的愛護，她的歌聲純真，將希望與歡喜回盪在大家的心中，同學們紛紛用歌聲來回應。

同學們吃著阿婆壽司、三峽金牛角，我與軒軒心裏、嘴裡都品嘗著這珍貴的幸福滋味。之後，我們到三峽賞油桐花，我們母女一起走在步道上，微風陣陣吹來，桐花隨風翩翩起舞，一朵朵落在我們的頭上，雪片般的花雨從天而降，好像是上天對勇敢鬥士軒軒的生命最高禮讚。

夜間我們去賞螢，山區裡上萬隻螢火紛飛，滿山滿谷一閃一閃的亮光，壯觀

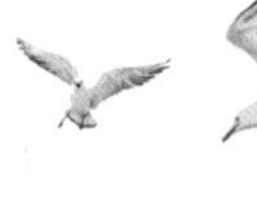

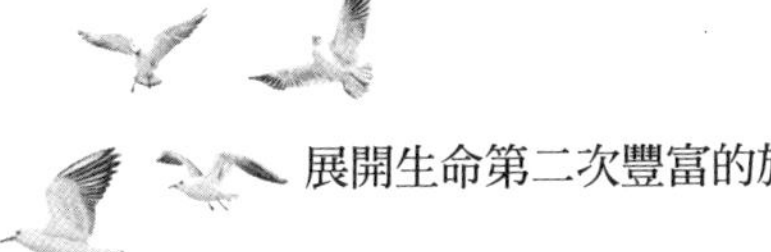

撼人。螢火蟲真正成蟲只有20多天的生命，如此幼小昆蟲在極短暫生命中努力讓自己發光發熱，竭盡所能地綻放生命的美麗及價值完成，那小小綠光瀰漫整個山頭只為一次無憾的春天，讓人們驚豔到世間之美。

從小為了訓練軒軒兩手並用及感覺統合，讓她學習鋼琴，原本中斷的音樂課程也在身體好轉時再度銜接，老師與她一起規劃參加臺灣音樂協會舉辦的少年鋼琴選拔，想以音樂豐富生命，累積各式各樣生命經驗。在沒期待下，軒軒得了第五名，這經驗讓她跨越身體侷限，給了她自信，同時深深喜歡上音樂。

在信仰中成長的軒軒，常跟著媽咪參加創價學會未來部的活動，並於二〇〇七年參與大型天母棒球場社區友好文化節演出，留下了難以磨滅的黃金回憶。

第二次換完肝後，我們更全力以赴積極參與二〇〇八、二〇〇九，二〇一〇及二〇一一年社區友好文化節及各社區總會藝文表演，看到軒軒站在台上盡情舞動身姿，舞出生命力與活力，想起她曾經無數次遊走生死邊緣，深刻感受到生命併發的無限潛能，生命裡蘊藏著宇宙賜予的無窮力量，台下的我感動到無法言語。

二〇〇八年，軒軒通過新世紀合唱團甄選，正式成為合唱團一員，每逢假日

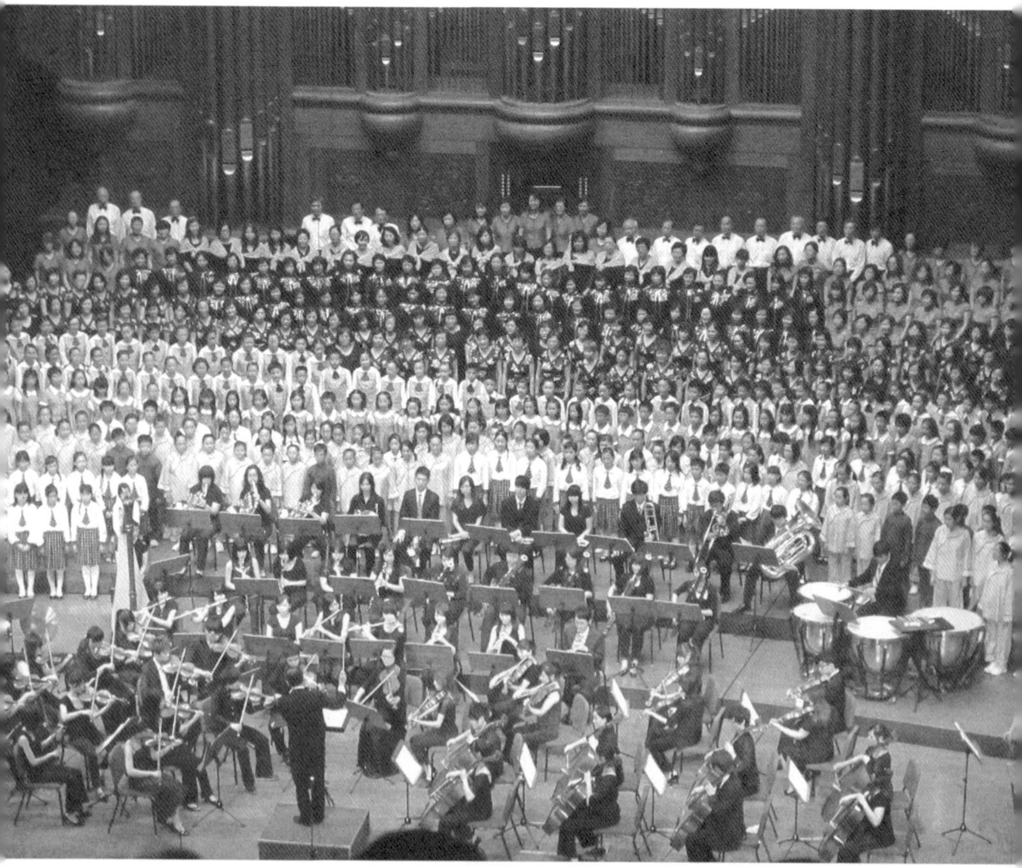

2011年軒軒與團員在國家音樂廳一起合唱演出。

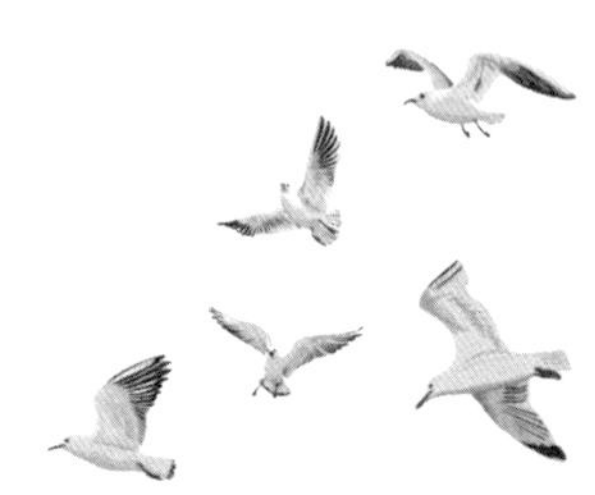

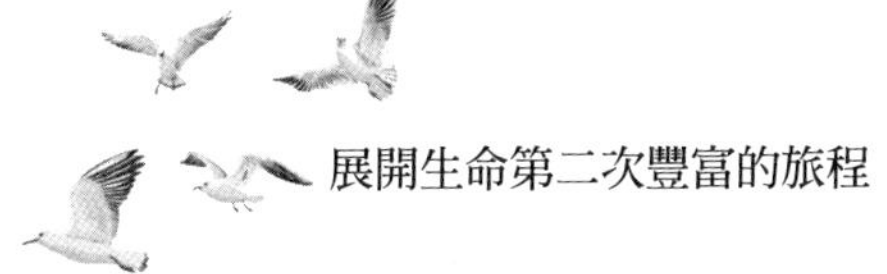

就會參加團練，與其他的孩子們一起午餐，一起打地鋪小憩，在一個有規範與愛的團隊下，一起研讀佛法哲理、池田先生的指導與鼓勵，也為每次上台圓滿演出，認真唱題祈念，團長說：「合唱團小朋友不是用技巧、好歌喉取勝觀眾，而是用心、認真、純真的樂聲來打動人心。這份感動來自於每次出發式前，所有學員們在異體同心下，一起朝著目標真心祈念，人人從生命奧底湧現自信與能量，順利完成每一次的演出。每一次上台就是一次感動，也再一次豐富自身的生命經驗。」

在這樣充滿愛與激勵的環境下，軒軒養成早晚唱題及閱讀的好習慣，也愛上了音樂與歌唱。這段期間母女共同成長、學習，到各地區訴說軒軒生命奮戰的故事，到醫院鼓勵挑戰病苦的人們，讓他們再度湧起信心與希望。軒軒健康地活著，激起人們想要與逆境奮戰的鬥志，挑戰生命極限。同時，她不定期參加基金會舉辦的各項活動，到養老院關懷老人，陪伴他們度過有趣的時光。

從軒軒身上，我深深感受到，一個人的存在不是渺小的，對生命的使用與價值的發揮，將生命的熱情、活力與愛傳播給周圍的人，讓他人也感染這份愛的勇氣，是生命最大的價值與意義，而每個人都具有這份生命的可貴與價值。

我們常帶著軒軒四處遊歷，帶著她到南投山上體驗部落生活，親近大自然感受生命的美好。二〇一〇年，先生帶著軒軒遠渡美國體驗西方生活，與來自不同皮膚種族的同學一起體驗地球村的美好，累積了美好的生活經驗，留下每一時期、每一段的精彩紀錄。

軒軒曾鼓勵我：「媽媽再生一個貝比，我想要有一個妹妹或弟弟，這樣家裡會更熱鬧，現在的我可以獨立照顧自己了。」她的話讓我有勇氣想要為她再增添新生命，讓她擁有手足的溫暖與愛，爸媽終有一天會老去，手足親情可以互相扶持與協助，彼此鼓勵。二〇一〇年四月我們終於如願以償，喜悅迎接新生命的到來。

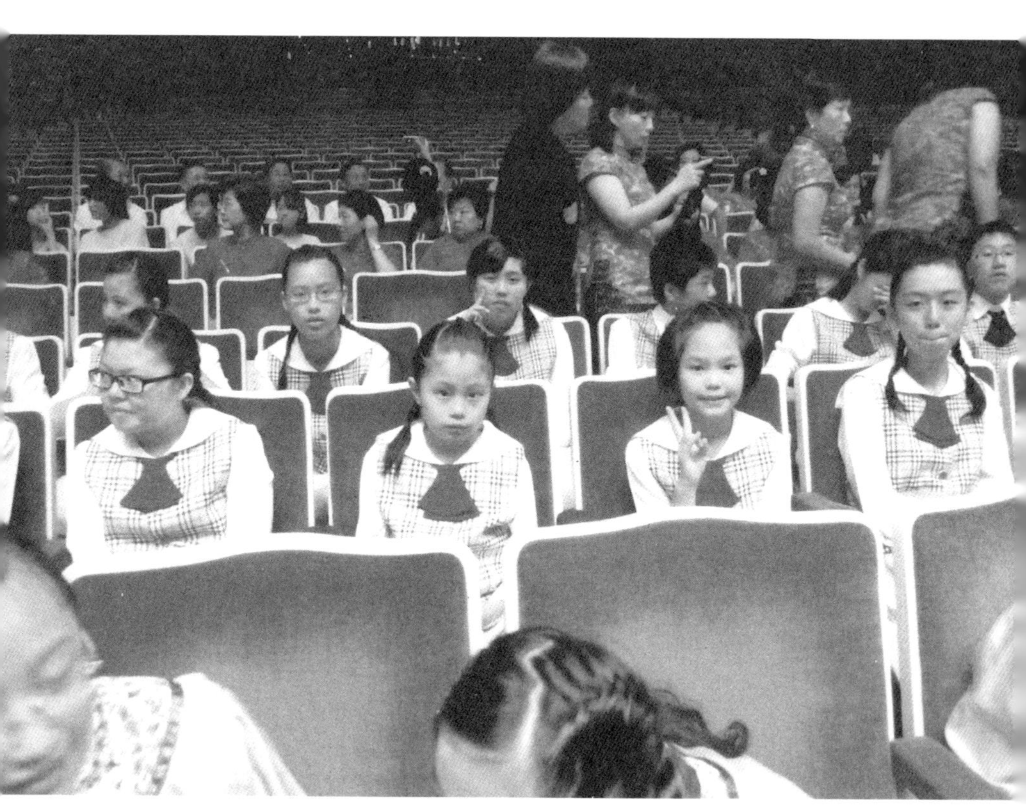

坐在台下正整裝上台前的軒軒（第二排右三）。

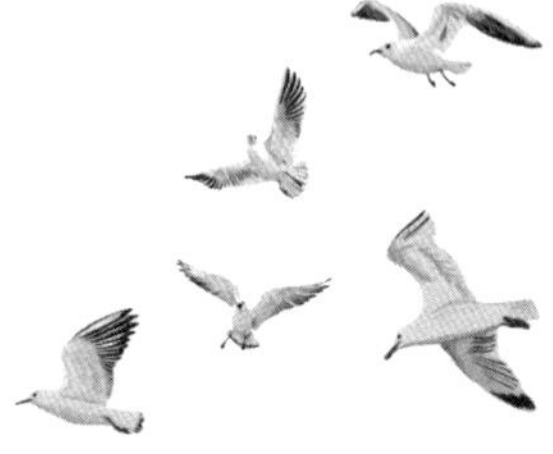

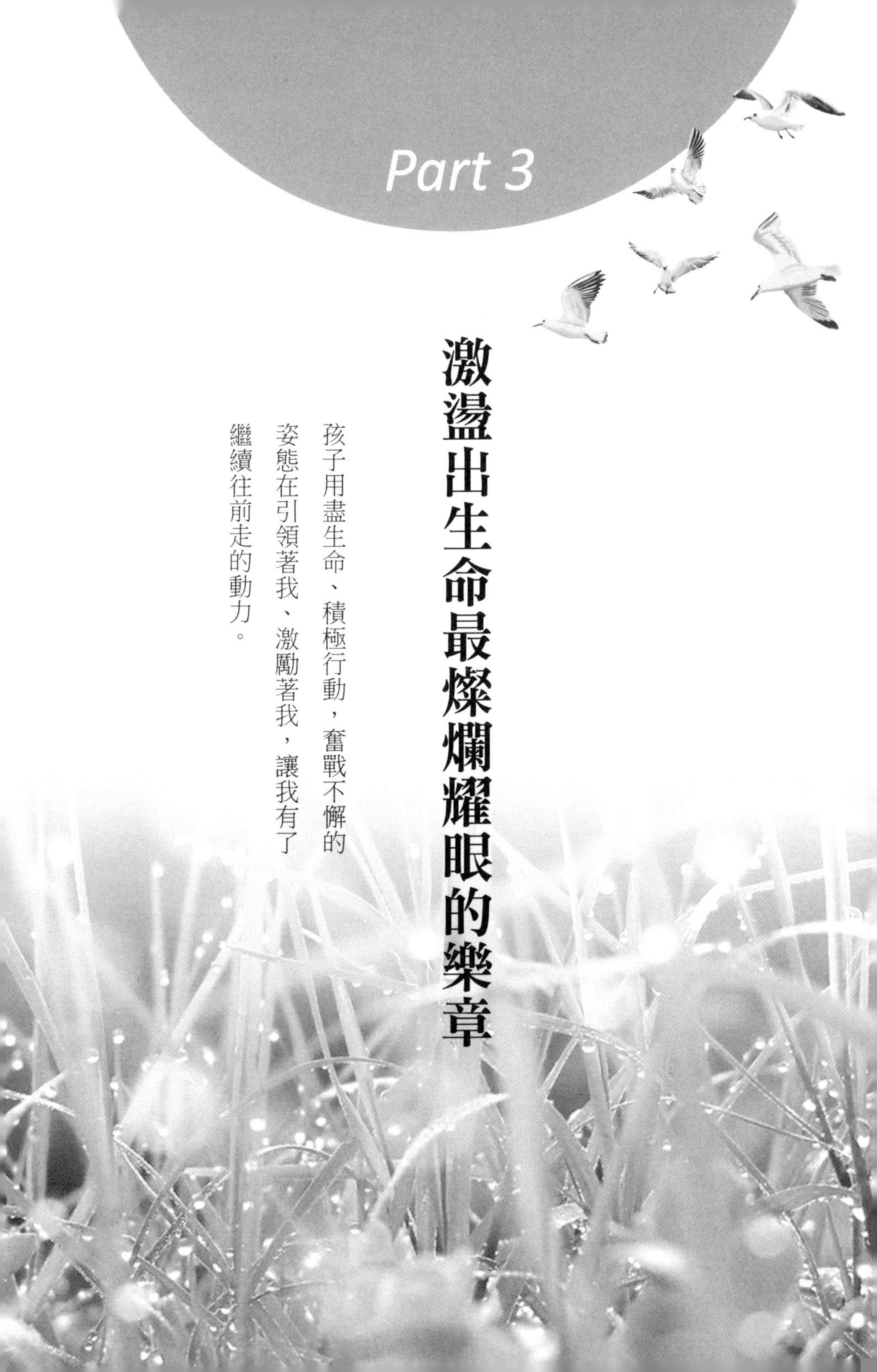

Part 3

激盪出生命最燦爛耀眼的樂章

孩子用盡生命、積極行動，奮戰不懈的姿態在引領著我、激勵著我，讓我有了繼續往前走的動力。

生命再度受到嚴格考驗

軒軒從美國回來進家門當刻，我展開雙臂熱情擁抱，她投以喜悅、滿足之情回抱我，但在那快樂、自信、炯炯眼神中，我看到微微泛黃之影，不知是身為媽媽的敏感，還是……？我開始忐忑不安。

經過醫院一連串的檢查，證實軒軒的血管出了狀況，她的肝臟已經纖維化。當下我無言以對，回到家後情緒潰堤，我憤恨不平，想找老天理論，您實在太殘忍，太可惡了！怎麼忍心對待一個認真努力活下去的小孩？她是如此善良又純真，相信宇宙有股偉大創造能量存在，確信自身的無限可能性，面對每次的困境從不退縮，一關又一關地挑戰，但為什麼每道關卡都如此兇狠，要至我們於死地呢？一次次的苦難，一次次的磨練還不夠嗎？這樣的考驗到底要證明什麼？她這麼小，這麼無辜，我心好疼好痛，您知道嗎？聲聲吶喊，憤憤難平。

此時信仰受到巨大的考驗，我要不是放棄信仰，憤世忌俗的過日子，不然就是再

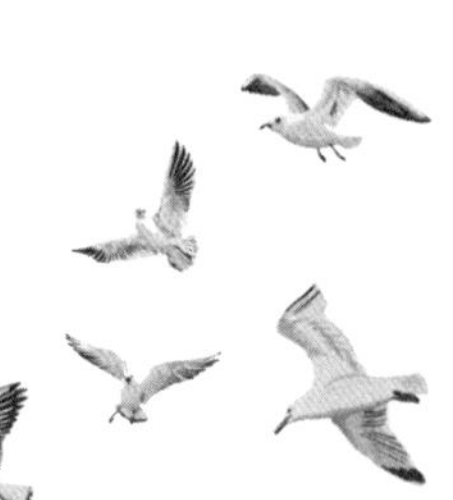

回到信心原點，相信佛祖無盡的愛、慈悲與力量。猶疑之際，看到天真的女兒，純摯無疑及堅毅的信心，我好愛軒軒，在她身上我感受到一股強烈的愛與活力，為了她，拋開了疑惑，繼續選擇愛，相信生命總有出口，相信我們的信仰，對未來抱持全然的信任與愛。

往後半年，軒軒再度接受縝密的追蹤與檢查，醫生不斷地開會與多次討論。對我來說，每天的等待是一種煎熬，日日活在戒慎恐懼中，我怕她承受病痛的苦，必須忍受更多醫療的磨難，我怕我無能為力，只能看著她承受一切種種……。我好害怕失去軒軒，夜深人靜時分，未知的恐懼及痛楚掐住胸口，幾乎窒息……。

醫療小組終於得出定論：不再對軒軒施以侵入性手術治療。因為醫學治療已到瓶頸，決定採取保守觀察。換句話說，西醫完全沒有任何的方法來幫助她了。

聽到這結果，我與女兒如同被宣判了死刑。我知道她的身體已經出狀況，我卻束手無策，眼睜睜看著她朝著惡化前進，生命一點一滴地消逝，內心的失落感、沮喪與挫敗充塞心頭，但我覺知自己不能沉浸負面的情緒中。我是一個大人，對生命都表現無力與哀傷，那仰賴我的女兒怎麼辦？

於是，我重新調整思緒，重新出發，告訴軒軒：所有困境都是在鍛鍊我們的生命，妳是一個有使命的小孩，老天給你的課題絕對是妳生命當中可以承擔與克服妳一直如此勇敢、認真，所以爸爸媽媽一定會從旁協助你，而且還有好多人都在為妳祈念，神佛也圍繞在妳身邊，給妳源源不絕的力量，我們一定可以超越這些難題，爸媽會一直陪著妳，別怕！

這個階段，我們回到最自然的療癒法，回歸到天然全素飲食，不善長料理的我，購買了一些食療書籍自行研究、勤做筆記。而一些較不受小孩接受的冷門食物，如甜菜根、薑黃、薑汁、堅果類、黑木耳……種種食材混合打成汁，她毫無任何怨言地喝下。

同時，我請教中醫學習經絡按摩，每早中晚在她身體的穴位按摩，陪她做運動，教她與自己身體做自我對話。最後接受了中醫治療，開始服用中藥。

這種種所有的改變要讓孩子馬上接受，並非一件容易的事，但軒軒總是默默接受生命中所到來的每一件事情。記得有一次，在醫院做肝切片檢查，為了不再加重身體負擔，與軒軒協商在這過程不施打任何麻醉藥，我們沒有多花時間及更多字句說明，她居然一口就答應。

她那幼小細瘦的身軀，呈現出生命的堅韌與勇敢，儘管年齡、外表稚嫩，卻掩藏

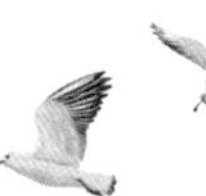
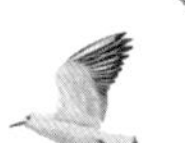

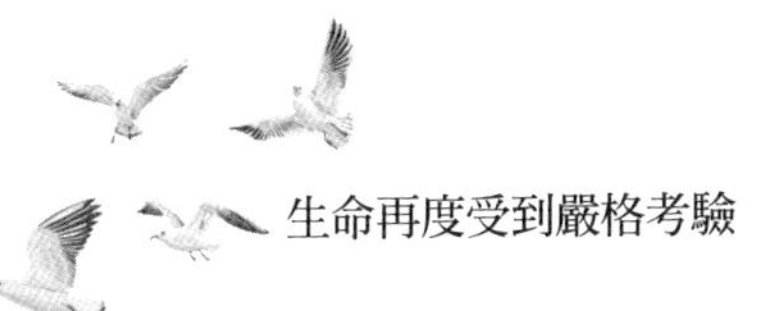

不住內在成穩、勇敢及睿智的靈魂。這一路上，我常想著要如何幫助她、鼓勵她，事實上，卻是軒軒用盡生命、積極行動，奮戰不懈的姿態在引領著我、激勵著我，讓我有了繼續往前走的動力。

樂觀積極面對每一天

由於病情不穩，軒軒停止到學校上課，轉為在家教學。一心向學的她還是照著學校進度規劃課表，我們始終未放棄希望，寫下祈念目標：「下學期能回到學校上課」。

在家教學期間，前來任課的劉老師有好幾位同樣有著重大疾病，而暫時無法回學校上課的學生。有次上課，軒軒拿出她曾在《生命光彩》一書中，被採訪的生命奮戰故事給老師看，希望老師將她的故事告訴其他同學：不管生命遇到多大挫折，都要懷抱希望向前行。

軒軒不想阻斷與外界連繫，日日不斷合掌祈念，讓她擁有足夠的體力繼續參加每星期合唱團的活動，及學會所舉辦的國中歡樂成長營。她跟著我參加創價學會所舉辦的世界和平勤行會、追善勤行會、社區總會，每一次的出席，都會讓在場的大哥哥、大姐姐及一些長輩深受感動，他們看到了軒軒努力認真的姿態，彷彿有了典範，也下定決心不向眼前的難關屈服，奮勇向前。

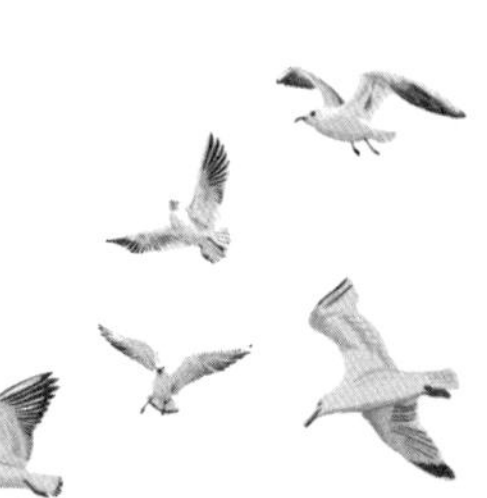

一天，軒軒身體感到不適，帶著她前往醫院看診，當下醫生檢查出是極度嚴重低血壓，很可能導致休克，必須馬上住進加護病房。因狀況來得太突然，我深怕她在沒人陪伴下是否能獨自面對所有問題，好不容易等到隔天，我飛奔至ＩＣＵ探訪，遠遠見她與護士阿姨在聊天。後來得知加護病房裏，幾乎一半護士阿姨都曾經在軒軒第一次、第二次換肝時照顧過她，時光一晃14年過去，軒軒已長得亭亭玉立，每個人對她的勇氣既佩服又讚嘆，輪流前來探望，給她加油打氣。

軒軒，媽媽讀一段池田先生的鼓勵給妳聽：「將失望變為希望！將沮喪變為勇氣！將灰心變為毅力！無論如何都要不氣餒，往前繼續直奔。」「不論處於再怎麼惡劣的環境，都能下定將其作為自己的使命天地，往下扎根，此人就是勝利者。」「生命總是在博鬥，為了生存而搏鬥。不輸給風雨、雪、大自然的肆虐。不論人類或自然，在不向任何考驗屈服的奮鬥中，就像黃金的稻穗般，百鍊成鋼。」

多年來，我們被連續一波波的失望所衝撞，但總是在信仰及鼓勵字句中再次找到希望的動力，失望衍伸出更大的希望，唯有希望才能帶領我們向前走，而不至待在原地被這股失望洪流所淹沒。軒軒的信心單純與堅韌是她最大特點，總是在逆境中找到活下去的動能。

歡樂頌

在連續兩次進出加護病房，軒軒的體力明顯削減很多，也因此好幾堂課未參與合唱團演練。此時，合唱團姐姐前來醫院探望，告訴她團隊的最新動態，表示她們正在勤加練習貝多芬的第九號交響曲（歡樂頌），她們負責最後一個樂章，將在11月份到國家音樂廳舉行公開演唱。

這項訊息撥動了軒軒她的心弦，眼睛亮了起來。我們藉此機會以貝多芬不向命運低頭，即使在極惡劣環境與身體殘疾下，仍然奮力克服耳聾，創作出打動人心，震撼生命樂章的故事來鼓勵。偉大音樂家貝多芬是透過心與宇宙萬物連結，雖然耳朵全聾，在極靜無聲的世界裡，他反而聽到了生命，看見了生命，從「心」看到生命的美好與生命的偉大。

貝多芬的故事及這首強而有力生命樂章，再次撼動了軒軒，亮晃晃的雙眸炯炯有神，明白希望的太陽再度在她的心中升起。兩天後，她的身體狀況漸趨穩定，得已

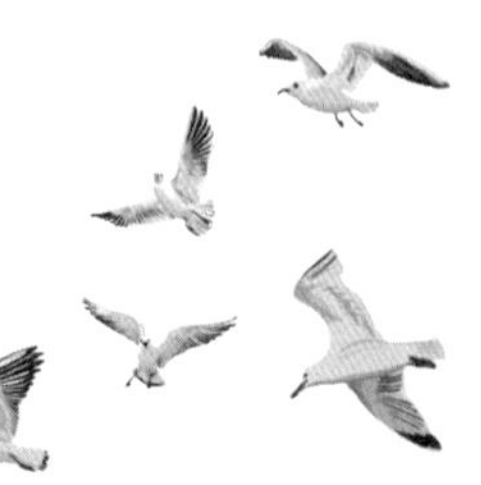

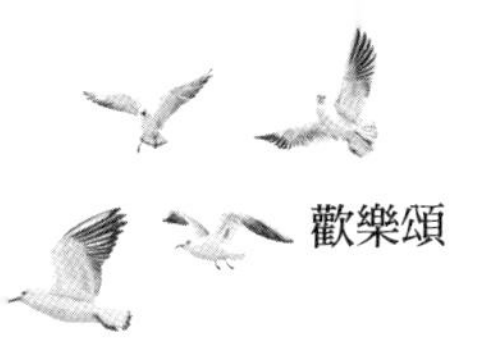

出院回家休息。這趟回家之路真的不容易，再次又讓我對軒軒的堅毅產生由衷的敬佩，感動良深。

回到家裡，為了跟上團隊的進度，她立刻想要學會這首歌。這是首高難度曲子，她必須先將德語轉換成羅馬拼音，一邊聽CD，一邊勤做筆記。望著她專心聆聽，練習的身影，我突然有種領悟：第九號交響曲已與這幼小的生命融合一體，貝多芬精神正在她的魂魄中激起澎拜活力，病痛無法再束縛奔騰的生命，自由奔放的奮戰旋律正激昂演奏著。

她每天很認真地學習，渴望與團員們一同上台演出，但身體的局限已無法使她與同學一起密集練習與彩排，深切的期盼落空了。演出那天，軒軒住院了，無意間看到《和樂週刊》報導團員們，在國家音樂廳演出消息，落寞的眼神，令人心疼。我走到軒軒身旁，說：「妳一定很失望，對不對？」他低著頭，回答：「嗯！」

你的失望，媽咪感受到了，也看見了，但軒軒妳知道嗎？在媽媽的心裡，妳永遠是最棒最優秀的小孩，妳既尊貴又偉大，妳每次都在挑戰生命極限，創造生命奇蹟，妳生命奮戰的故事已經鼓舞了很多人，妳正在創造一份偉大的使命工程。」我們擁抱著對方，生命彼此交流，溫暖與感動電流將我們緊緊串連與包圍，媽咪再次看到了軒軒燦爛笑容。

她就是一個如此單純的小孩，不管遇到多大失落，多大悲傷，多大痛苦，總是相信媽媽的話，信任生命有愛。軒軒，是妳讓媽咪看到「信心不死，靈魂堅毅」的高貴情操。

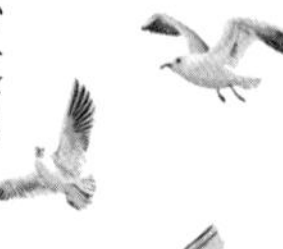

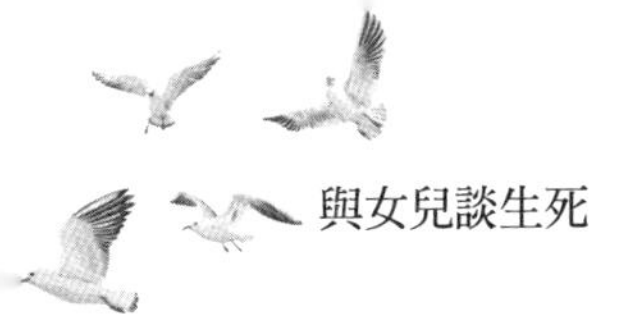

與女兒談生死

12月底，軒軒再度入院，在反覆頻繁住院中，她依然如此乖巧、溫馴，以堅毅的生命力挑戰每一次的難題。沒有成人世界的複雜思考與抱怨，總是以單純、純淨的信念不斷真心祈念：「一定要再度戰勝病魔，健康回家。」媽媽心裡總是百般不捨與心疼，理智與情感產生了莫大衝突與矛盾，幾經痛苦掙扎後，我決定與孩子談論生死。

「軒軒，妳知道嗎?宇宙蘊藏著永恆不變定律，有生有死，生死律動構成宇宙生生不息氣象。就像春夏秋冬，花開花落，綠葉跟著季節變化緩緩落下，再成為泥土養份滋養大地，等待春天到來，嫩芽再度冒出，花朵再度綻放。生死是大自然的正常循環，只要是有生命，總有一天都會死亡。人也是一樣，媽咪、醫生、同學，死亡發生在每一個人身上，沒有例外。死亡就像睡覺般，當我們完成今生的使命就會回歸宇宙休息，等待下階段的新生命，而死亡就是這宇宙所設計方程式，當今生使命完成透過死亡、休息，等待機緣再次接受新使命，重新創造，生命就是如此生生不息。所以不用怕死亡，每個人都會經歷，只要努力活在當下，創造今生的價值，就沒有遺憾。或許下次再相遇時，媽咪成為妳的小孩，換妳要好好照顧我哦！」聞言，軒軒用最純潔燦爛的笑容回應著媽咪，用稚氣天真口吻告訴我：「我還是要當妳小孩。」

這一次她依然展現強大的生命力與意志力，克服問題回家跨年。那一天深夜，我們一起在唱題聲中倒數秒數送舊迎新，用歡喜全新的心來迎接二〇一二年到來。我抱著孩子，祝福她新一年新開始，有一個全新身體全新出發。當下我們倆充滿無限能量與蓄勢待發的自信，相信一定會克服難關，奇蹟再現！

我們計畫著下學期回學校上課，因此除了唱題祈念身體健康外，她大部份的時間都在看書，還規劃了讀書進度，也訂了更大目標——參加九月舉行的青年藝術節盛會。軒軒想要超越的決心日益強盛。

1月7日晚上，她突然感到非常不舒服，整夜無法入睡，清晨便喊醒了我，說：「今天是合唱團新年度出發式，我要去參加。」我回應著：「妳整晚都沒睡，這樣太累了，這次就休息吧！」但她的意志非常堅決，我勸著：「妳晚點去好了！」

但她心意已決：「我不想錯過與大家一起唱題的時間」。那天，軒軒戰勝一切阻礙出席了新年度第一場活動，充分展現重新出發的強盛決意與企圖心。孩子，妳知道嗎?媽咪被妳認真的態度所感動，雖然妳年紀很輕卻展現出偉大靈魂及高貴情操，洞悉諸多人生智慧及對生命的體悟，妳是媽咪的老師、前輩，在人生道路上總是以身示範在引領著我。

軒軒平常最喜歡看（和樂週刊），從未錯過每一期訊息。記得在最後一次住院，希望媽咪閱讀週刊的內容給她聽，那一次的主題是池田先生對「生與死」的論述，在此摘述該文的一段內容：

今生或許透過死亡而落幕，但這不是生命本身的消失。生命是永遠的，只是透過死亡此暫時的姿態來展現「由生邁向死，再由死邁向生」的生死道理。「生也歡喜，死也歡喜」，這正是佛法所教示的生死不二常樂境涯，對任何事物皆無須恐懼，也不須對死感到不安。

佛法將死亡闡述為「方便現涅槃」，從早上睜開眼睛起展開一天，而為了讓疲累身體得到休息而睡覺，如此，隔日早晨便能再度精神奕奕的醒來。生命亦是如上述因果法理，反覆生死並永遠持續著，同時各個生命皆律動著宇宙的大生命，遵循宇宙大法則，得以演奏蘇生與希望的韻律，這就是佛法的生死關、生命觀。

我們開啟佛法之眼來看，這些都是本有的病、本有的死、本有的苦惱，完全無須悲嘆，全部都是亙及三世「幸福大旅行」的其中一站，我們能夠徹底享受人生旅程風景。佛法說示「三世永遠」生命觀來看，死是邁向新生的啟程，是為了獲得隔日活動的睡眠，如同恢復生氣蓬勃，獲得充電一般，相同的死亡也是朝向下一場美好人生的展翅飛翔。

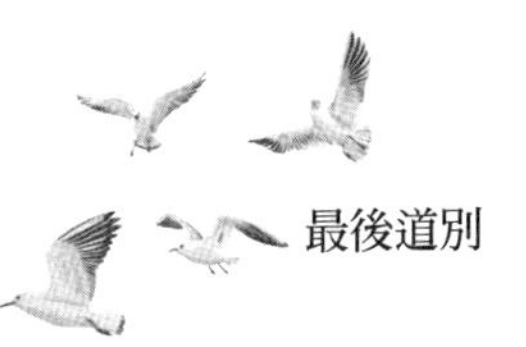

最後道別

1月11日，是軒軒14歲生日，我一大早就為她訂製了特別蛋糕，或許受到這份慶生的喜氣所感染，一掃陰霾，我們的心情明顯輕鬆許多，全家一起到她最喜愛的泰式料理店用餐。回家後，我們一起圍著軒軒唱生日歌，深深合掌祈願、吹蠟燭、切蛋糕。「軒軒一定健康、幸福、快樂。」是我們全家共同願望，當天我們一起吃蛋糕、拍照，留下很多珍貴畫面，渾然不知那是軒軒與全家人最後一次的聚餐。

幾天後，軒軒再次住院，也是最後一次住院。

那天，軒軒大量解血便，醫生表示已進入肝衰竭末期。美好的一仗我們已經打過，毫無遺憾，如果到了生命終了，選擇要以安寧方式走完這一程。雖然已知如此，但我還是不斷誠摯祈念奇蹟再次降臨，並持續給予鼓勵，她也湧現強盛生命力，竭盡所能地奮戰。

這段期間，軒軒兩次輕輕喊著：「媽！媽！」掉下幾滴眼淚，但都沒有哭出聲。

我趕緊抱住她，擦拭臉上淚水，撫慰著：「辛苦妳了，不用怕，不會有事，爸媽會一直陪伴著妳，把所有煩惱與問題交給御本尊。我們一定會度過，妳真是一個很棒又勇敢的小孩。」

接下來的每一天都是挑戰，血便止了又出，出了又止，反覆不斷，止血針副作用越來越強，讓她開始水腫。此時我的內心非常痛苦與矛盾，我真的捨不得叫她再努力下去，但我又無法割捨那份母女之情，我在心中無盡的吶喊：「媽媽真的很愛妳，但又捨不得妳如此辛苦啊！我的心如同刀割的劇痛，又恐懼又害怕失去摯愛，深深祈念。」

當看到軒軒飽受病魔折磨，我心軟了，不再堅持，大膽透過祈念，聲聲對她生命傾訴：「我愛妳，但我要妳自由，不要再受束縛，困住在這殘破的軀體中，什麼事都做不了，我要妳展翅高飛，自由自在的飛翔，媽咪要妳開心快樂，懇請諸天守護，給你最大自由。」

生命到了終了，每一靈魂像似清晰自己已然完成今生使命，而選擇她要離去的時間。1月28日晚上，軒軒極度的不舒服，到了半夜突然坐起，宣告示地告訴爸媽：「我要走了！」我隨即回應：「好，媽咪知道了！」

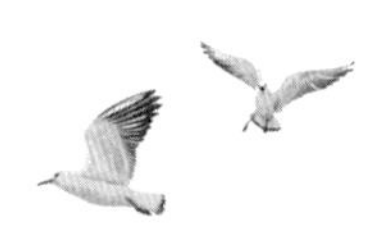
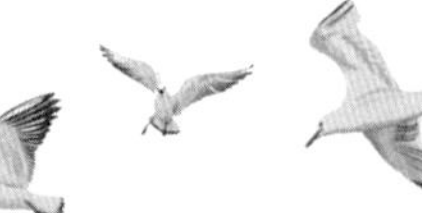

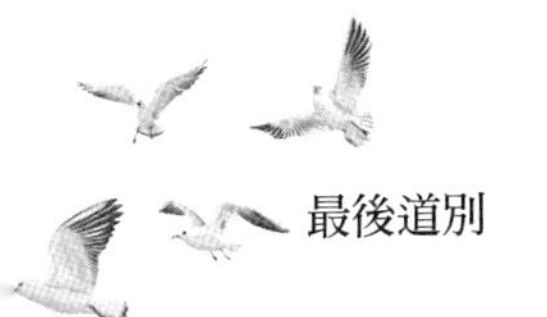

軒軒與病魔對抗的過程中，一直表現得非常堅強，在最後一刻，她放下、坦然踏向未知的旅程時，從容無懼精神，更湧現一股果感的堅決。我總是被她的勇氣震攝住，她的表現讓我佩服卻又心疼。

隨後狀況極速惡化，大量出血，先生叫著趕緊送加護病房，我請他理智點，軒軒剛剛說了什麼？我們要給她真正需要的，用愛、溫暖送軒軒最後一程。

那一刻，我們夫妻抱著孩子，不斷在身邊對她說：「我們很愛妳，感謝妳，謝謝妳給媽媽這麼多，引導媽媽成長，妳已經完成使命，創造今生價值，妳正在邁向健康、快樂、幸福新境界，媽咪會學習妳認真努力與勇敢生命姿態，我們深深以妳為榮為傲。現在妳自由了，帶著滿滿的愛、溫暖去妳想要去的地方，做妳想要做的事，爸媽祝福妳。」

最後她雙手合掌，慢慢倒臥在我的懷裡，我對著孩子最後的叮嚀：「軒軒，這次妳又勝利了！妳的一生是光榮勝利！」我們決定完成孩子最後的心願，回家。軒軒回家當刻在全家人陪伴下迎向新的旅程。

軒軒是如此認真、堅強、勇敢地面對自己的人生課題，不斷挑戰，奮鬥到最後一刻，妳永遠活在爸媽的心中，我們永遠愛妳。

給摯愛的女兒

軒軒：

媽媽要妳的生命獲得解放，獲得最大自由

自由自在，無拘無束

去妳想要去的地方，做妳想要做的事

妳不需要再與醫院為伍

不需要再打針、吊點滴、輸血

肚子不需要再裝下一大堆藥物

不再克制不能吃的東西

不再跑醫院，不再戒慎恐懼過日子

孩子，展翅高飛吧！

開心快樂地飛向天空，飛向無垠的宇宙

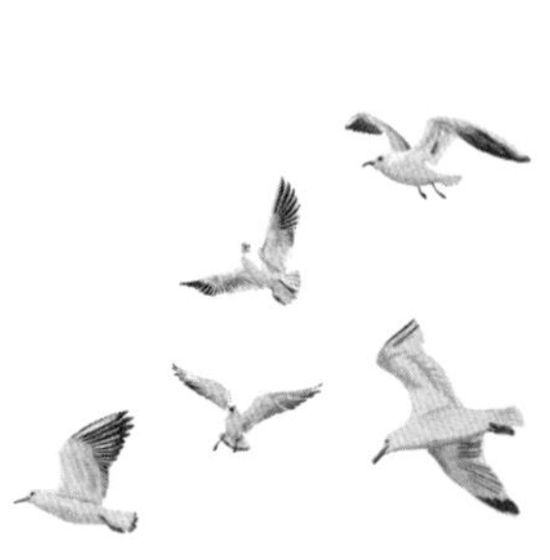

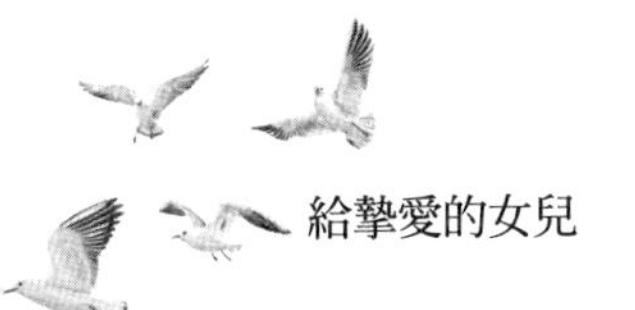

信任地、安全地敞揚在浩瀚的宇宙
一切的學習與考驗已將你鍛鍊成
如獅子般雄姿
無憂無懼、自由自在地在草原上奔跑
如鷲鳥般的英姿
用最高視野與境界展翅在天空翱翔
一生的勞苦與磨難將成為榮耀
在不斷與自我生命奮鬥中
讓金剛不朽的生命綻放光輝
生命是永遠的
生即死，死即生
生也歡喜，死也歡喜
宇宙就是如此生生不息
你會再回來
用全新的生命再回來

燦爛耀眼生命會再次甦生
我們會再次見面
最健康，美好，喜悅生命會再次相遇
媽媽愛妳，深深祝福妳……

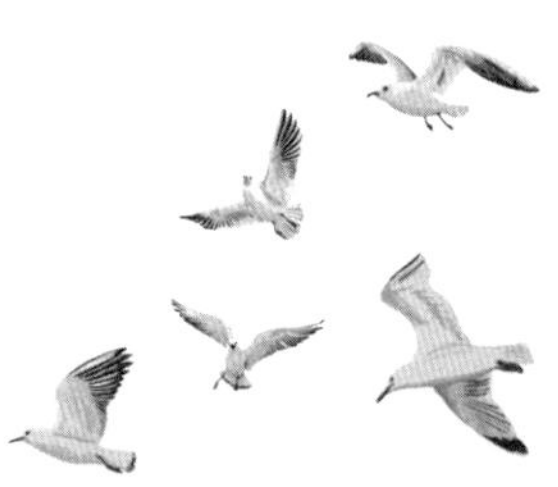

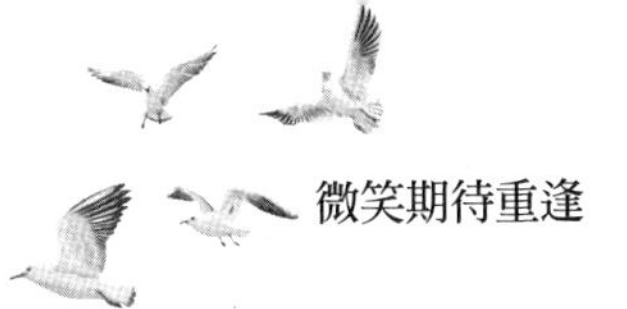

微笑期待重逢

（追思會當天，爸爸給軒軒的道別信）

二〇一二年一月二十九日，軒軒永遠離開了我。從那天起，我養成了仰望天空的習慣，期待見到天上帶著微笑快樂的季軒。這幾天，每晚入睡前都會輕聲說：「軒軒，今晚到爸爸夢中來，跟我說說話。」因為過往的每一天，當我夜歸時，總是到妳床前，不管妳是否熟睡，抱著妳、親吻妳的臉，感覺妳的體溫，確認安然無恙才放心離開。

有人說父母親與孩子關係只是陪伴，軒軒，爸爸媽媽跟妳14年來已是生命共同體，全家以妳為中心，妳笑我們就笑，妳不舒服我們就難過，妳住院我們全家就陪著妳睡在醫院，我們無怨無悔，就只希望妳健康起來。

人生像一輛車，妳提早下車了，我們珍惜車上相處的每一天，我們把愛充滿在車上的每一個角落。現在爸爸媽媽帶著妹妹，繼續往前走。妳搭上另一輛車，那會是擁有健康、幸福、歡笑的列車，不管往哪走，請記得，我們全家一定會在目的地相見，再次擁有對方。請妳記得相見時，用妳最燦爛的笑容迎接爸爸媽媽，我們也會用最熱烈的雙臂擁抱妳，因為妳是爸爸最愛的軒軒，不是因為妳生病，不是因為妳撒嬌，是因為妳用堅韌的生命力，讓我的人生不同，是因為妳用沉默的愛讓我們全家凝聚。

季軒，在此好好跟妳說聲再見了，我、媽媽會把妹妹照顧好，妳也放心的展開自己的旅程，下次相見時，就用微笑重逢吧！

我謹代表季軒，謝謝所有關心我們的朋友陪著季軒經歷過精彩的14年。創價學會學會員們，每次危急時，都藉由題目力量幫助軒軒；台大醫療團隊，是妳們的努力延續季軒的生命。在此深表感謝，讓我們一起請用祝福的心送別季軒吧！

爸爸

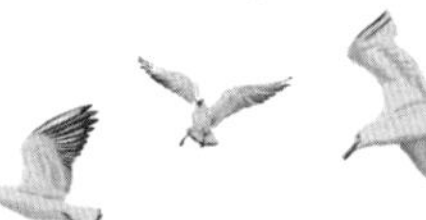
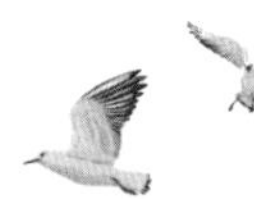

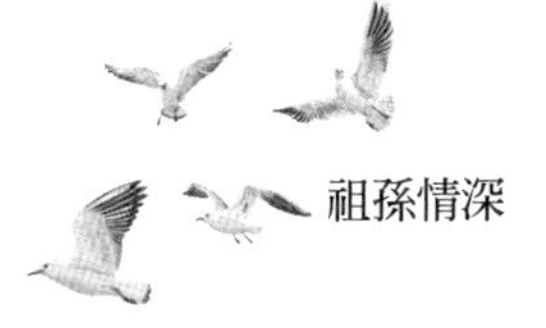

祖孫情深

軒軒有一位疼愛她的外公，小女娃來到世界第一天，外公就投入全部關愛在她身上，得知她的身體狀況更加憐愛與疼惜。外公在幾經內心衝突與矛盾中，決定支持女兒捐出活體肝臟移植給孫女，當時，他的擔心是雙重的，既擔憂女兒，又擔心幼小的外孫女，而唯一能做的事就是全然付出愛。除了幫忙照顧外孫女外，一有空就拼命唱題祈念，諸天諸佛一定護祐女兒與愛孫。

外公看見軒軒所展現強韌生命力與意志力，由衷驚嘆與佩服，常說：「我活到這把歲數，也從來沒看見過如此大工程的生命挑戰！」對於小娃兒身上竟能迸發出巨人般的毅力，深感不可思議，也因此體悟了真正的生命真理。

外公的哀痛與思念

親愛的軒軒：

妳的離開讓阿公無盡的哀痛與思念，妳的到來與離開震撼了我的生命。在這14年短暫歲月中，你帶領阿公看到不一樣生命風景，豐厚了我的生命。

追思會結束後，阿公對妳的想念卻是一天比一天強烈，手上拿著妳的照片卻又無法直視著妳，深怕這股哀慟將推向無底深淵，情緒一旦潰堤就不能止住，而那些曾經，是如此真實的走過，深刻的經驗過，所有的一切我無法遺忘，更無法捨棄。

不過，雖然有悲傷與痛苦，卻也有著歡樂、幸福、甜美的記憶。阿公開始學習不要因為失去妳而害怕回憶過往的傷痛，就封鎖曾經與妳有過美麗的記憶。我要感謝妳，感謝那些曾經，**那些曾經，都是愛留下的足跡。曾經有過的回憶，是生命的紀錄，證明我們真的活過、真的存在過、真的愛過**（附註1）。是妳讓阿公真正體驗到愛。

在妳人生的每個重要階段，阿公從未缺席，雖然無法替代妳身體承受的苦痛，只能在旁邊默默陪伴著妳，希望這份愛與支持能撫慰妳的心。記得妳出生兩個月大，就經歷了第一次重大手術，當天手術完後被推往加護病房，看著妳強而有力地吸著奶嘴，想要活下去決心及強烈戰鬥力震攝了我，知道妳不是一個普通小娃兒，妳虛弱的身體與迸發的戰鬥精神形成強烈對比，如此特別，讓阿公更加愛護妳、疼惜妳。

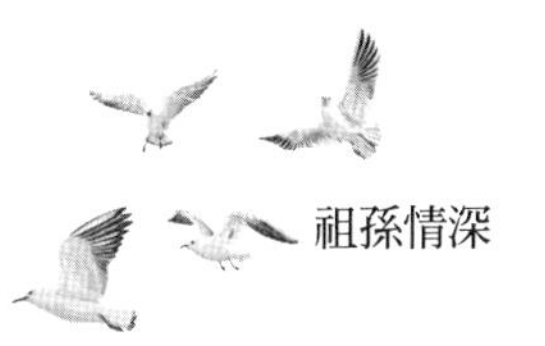

我們攜手走過佈滿荊棘、碎石、顛簸之路，妳總是默默接受、堅強面對，妳勇敢程度令我敬佩，努力的生存渴望，求生意志的強烈令我為之動容，妳奮戰姿態感動了天地，所有宇宙諸神都過來助妳一臂之力。在台大醫療團隊盡心盡力下，妳再次重生，讓阿公有機會參與妳的成長。當時我決定辦理退休，將後半生用來陪伴妳一起成長，那是一段甜蜜快樂時光，在妳牙牙學語時，常敲我的門，用純真稚嫩聲音喊著：「阿公，吃飯了！」當我看電視，不小心在沙發上睡著了，妳就輕輕走過來，半開玩笑嚇我：「阿公，起床了！」

妳5歲時，開始跟著媽媽學習誦經唱題，每天早晚課從不間斷，那種持續力連大人都不一定做得到，於是，阿公加入妳們的行列。6歲，妳就展露了天賦，記憶力特別好，有著過目不忘的功力，帶妳搭過一次捷運，就能把那條線的每一站地名都記了下來，所以妳成了媽媽的存取記錄電腦，每一個電話號碼，記得一清二楚，只要媽媽想打電話給某人，妳就馬上不假思索說出號碼。不僅如此，妳的聽力也特別敏銳，只要曾經聽過某人的聲音，下次出現在電話線上，就能馬上猜出對方是誰。

同時，下棋、象棋方面也很厲害，每次阿公都是妳的手下敗將，妳總是提醒阿公要用腦子想，腦筋久了不動就容易得健忘症。在所有科目中，英文是妳的強項，我們互相學習，妳教我英文，我教妳台語，我們常常弄錯發音與語調，鬧出很多笑話，但我們都很開心。上了國小，妳的生活開始忙碌了起來，學英文、鋼琴、畫畫、陶土，而阿公也回南部鄉下，之後常常三不五時北上來看妳，妳總是輕快彈奏鋼琴，讓我常陶醉在美妙音符中。

二〇〇七年，妳參加在天母舉辦的兩場盛大社區友好文化節演出，阿公是妳的專職司機，那時妳的身體又有一些狀況，但妳還是克服種種問題，出席整個排練過程，從未缺席。上場當天，下著綿綿細雨，但雨水澆熄不了每個小朋友散發的熱情與動力，當音樂響起，妳們穿戴雨衣，在台上賣力演出，阿公站在台下遠處，在一群小朋友中，一眼就看出妳，因為妳在阿公心目中，永遠是最閃亮耀眼的一顆星星，可愛動人。

那年9月，醫生說妳必須進行第二次肝臟移植，因此，阿公再度收拾行李，北上與妳一起抗戰。在那段等肝的過程中，相當磨人，妳和媽媽都很辛苦，即使旁邊周遭的人都很不樂觀，叫我勸媽媽順其自然，但骨肉深摯情感，怎麼可能放得下？因為曾經付出、擁有、感受、愛過，所以更割捨不了，而能夠輕鬆說出放下的人，是從未真正付出過，也從未體驗過什麼是真正的愛。

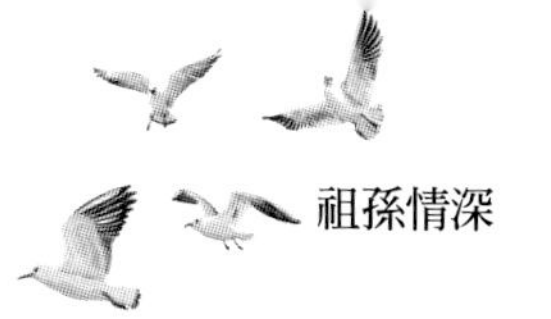

日子一天天過，妳一天比一天虛弱，最後住進醫院，情況越來越不好，阿公比誰都心急，告訴妳媽媽：「這樣等待真不是辦法，換我來捐肝吧！」因為年紀的考量，加上妳第二次肝臟移植風險高，所以拒絕了我。有個深夜，妳媽媽匆忙打電話回家，表示妳在加護病房病危，我趕緊打開佛壇，唱題祈念，一定要出動所有諸佛諸神全力守護妳。阿公知道，妳為了我們用盡氣力、激發出強大生命力去挑戰艱辛戰役，完成不可能任務，妳在阿公心中，是一位勇敢戰士！

生命再次蘇生，妳重新展開第二次旅程，更加活躍與精采，妳參加每年總會文化表演，每一場都可以看到妳賣力演出，用自己生命體驗鼓勵人們不要放棄希望，之後還加入了合唱團，成果發表會當天，阿公第一次聽到妳如天籟般的聲音，感恩的心、童年……，每一首歌都讓我很激動難忍，因為不僅是歌聲優美，而是妳努力認真的態度讓我敬佩。

妳總是獨自玩、靜靜念書，妳常告訴媽媽，妳很孤單，希望有天能有弟妹陪伴，妳將這心願列入每天的祈念目標，後來這個願望實現了，妳特別開心。有了妹妹，這個家變得更熱鬧了，妳常一放學回家，就到妹妹床邊吹笛子或唱歌給她聽，和樂的畫面讓阿公感到非常幸福。

阿公看著妳漸漸長大，從稚嫩天真的臉龐轉為成熟氣質美少女，我正感到安慰時，老天卻給我們開了一個玩笑，強硬要從我們身邊將妳搶走，阿公好生氣又好害怕……。

妳的健康再次面臨巨大考驗，常常往返醫院，住院期間，阿公與媽媽輪流陪伴。每次看著妳打針、做各項侵入檢查治療，即使不舒服，妳也未曾掉過眼淚，總是默默承受一切，從不抱怨，讓阿公更加不捨與心疼。這時，雖然已經停此到校上課，但妳還是照學校課業進度在家自習，持續向御本尊祈念身體康復，再回到學校上課。此時，書本成為妳最好朋友，妳常閱讀課外書籍、學會的《創價少年》、《和樂週刊》、《福運》，這些是你不離手的刊物，妳更克服身體的不適，盡可能參加學會各項大型活動及合唱團團練，阿公想陪著妳搭計程車參加練唱，但你總是堅持搭捷運通車，每次看到團練結束後，坐在捷運上的疲累身影，讓我既感動也不捨。

阿公一直認為，妳是認真努力上進小孩，一定會再度得到老天的愛憐與眷顧，我們全家同心，從未放棄。記得妳生日當天，我們一起去妳最愛的泰式料理餐廳慶生，還買一個大蛋糕回家，唱了生日快樂歌，妳雙手合掌許願，雖然妳未說出來，但全家人共同願望是妳健康、幸福、快樂。妳滿足吃了蛋糕，全家人一起合照，沒

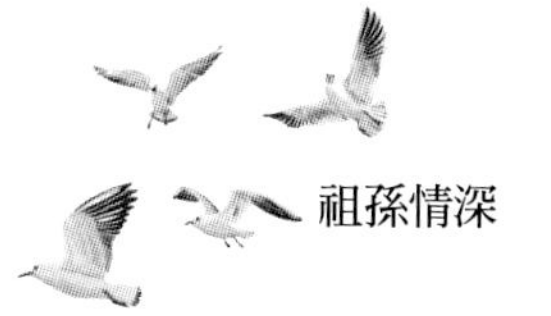

想到那張照片是我們最後的合影……。

生日過後幾天妳住了院，身體越來越虛弱，但兩眼還是炯炯有神繼續看著書，還常請阿公陪妳一起唱題祈念，阿公知道妳忍耐著、硬撐著身子在為家人而活，阿公的心實在太痛了，我無法像妳一樣勇敢，總是忍不住躲起來，偷偷在角落掉眼淚，不敢讓妳看到。那天，阿公真的很怕……，凌晨接到媽媽的電話，說妳向我們道別，要離開了，阿公十萬火急趕去醫院，握著妳的手，告訴妳：「軒軒，阿公愛妳，謝謝妳，阿公一直以妳為榮為傲，妳是阿公最大的驕傲。」

白髮人送黑髮人的痛，難以形容，阿公每天都很思念你、懷念妳，妳用生命教導阿公很多真理，讓我體悟到：「**人生有很多不完美，但也因為不完美才讓人生的美好時刻、溫暖的時刻更顯珍貴。就像有陰影的地方必會有光，有悲傷的地方必會有愛**（附註1）。」

軒軒，阿公每天透過唱題與妳連結，知道妳在另一個地方，一定很健康、快樂、幸福、自由自在，雖然在現實世界無法跟妳相見，但妳永遠活在阿公心裡，永遠永遠是阿公的愛孫。

附註1：引自「愛，一直都在」，蘇絢慧　，張老師文化

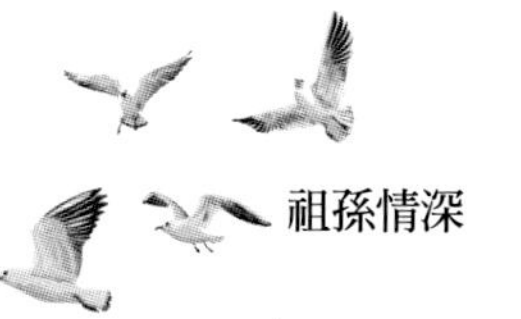

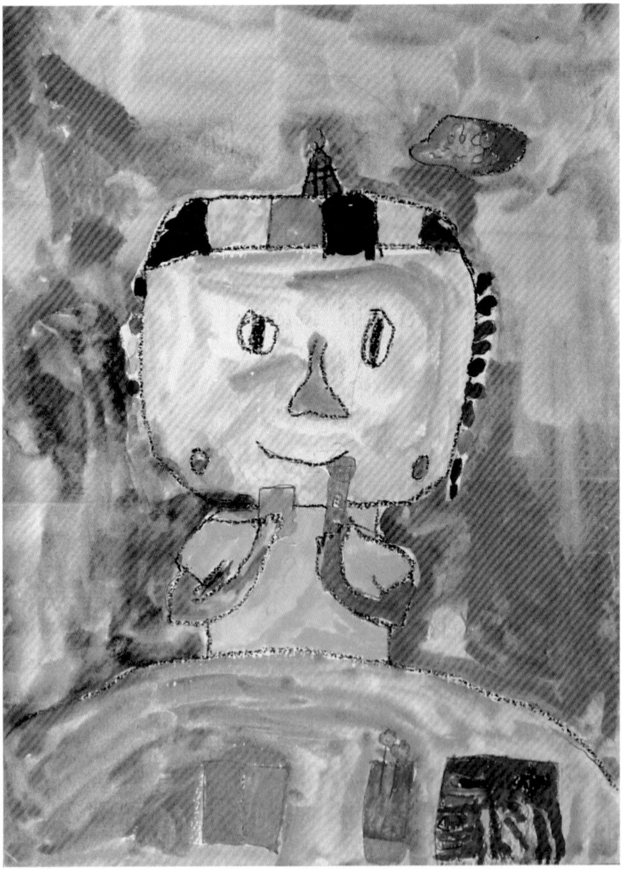

粉紅色的幸福

這是2011年軒回畫室參與學習畢卡索畫展，畫出象徵幸福愉悅的粉紅色。她邊畫出戴彩色帽子幸福的人；邊跟月亮老師說：她參加合唱團唱歌、養魚、看花、看書是最幸福開心的。

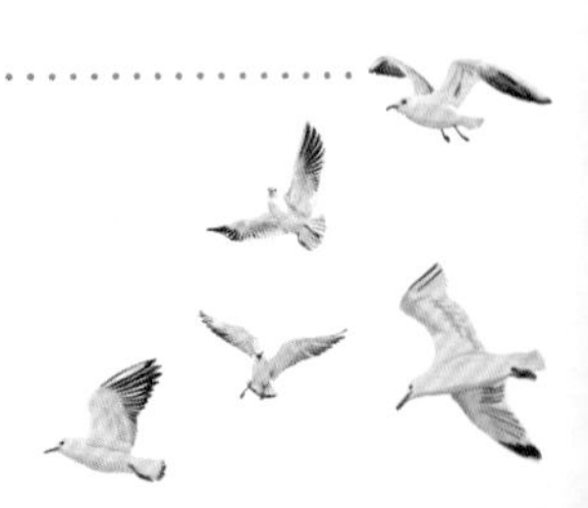

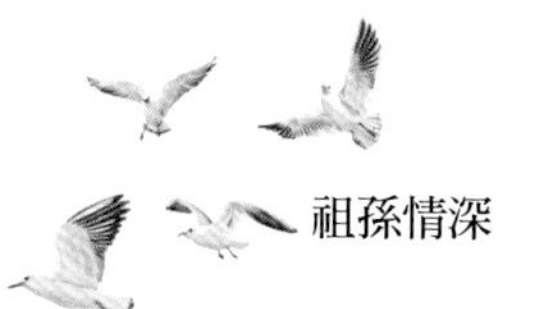

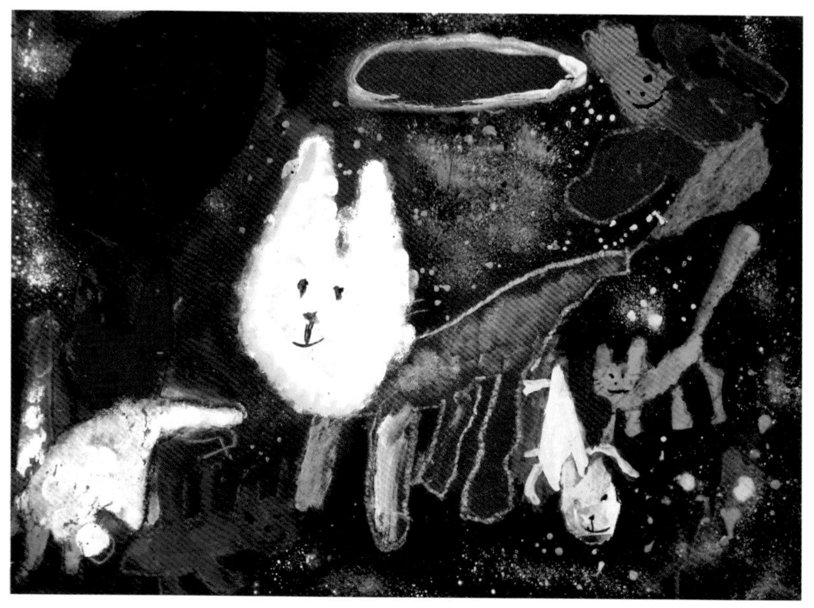

中秋畫月兔

這是2008年9月中秋節主題……軒一定跟其他孩子一樣喜歡小動物。才一口氣畫出各色各樣帶著微笑的兔子悠遊在銀河宇宙中。

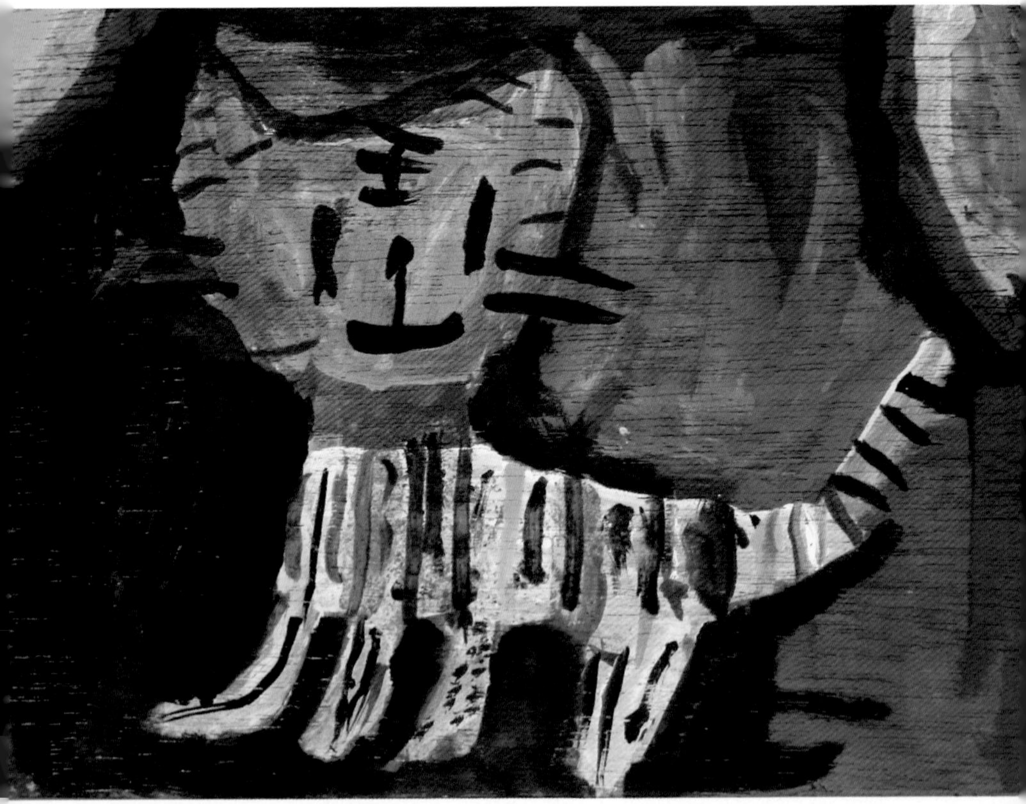

巧虎貓——木板畫

大病初癒的她畫出微笑且炯炯有神的眼睛，背景的黑是為襯托巧虎，而熱愛彩色的她左右則巧妙地加上了美麗的彩虹。

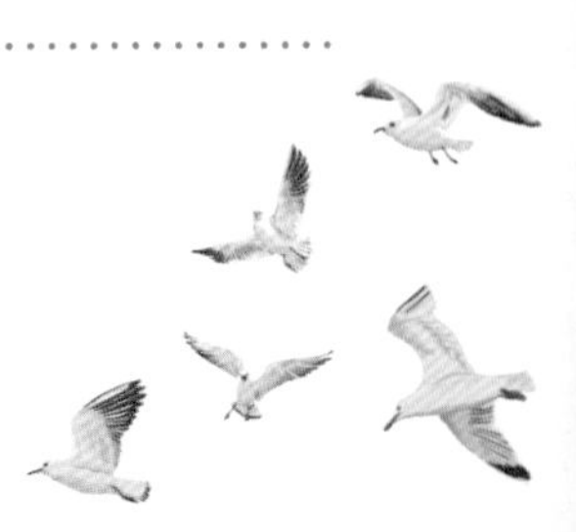

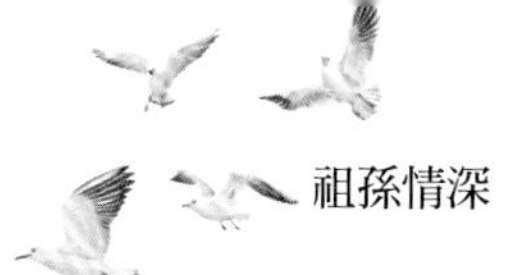

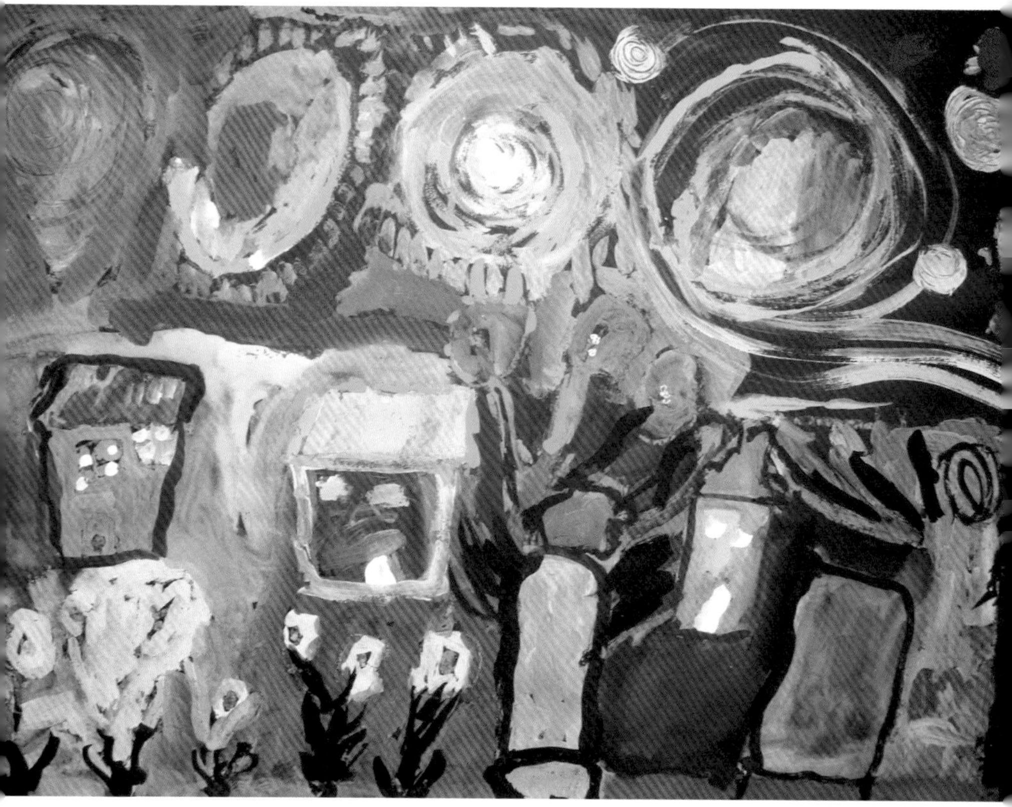

星夜

軒軒認識了梵谷的一生及畫風筆觸，也試著用渦捲式畫出心中星夜，畫作中，那奮力舞動彩筆，揮灑出筆筆濃烈的彩度、明度極高的色彩……再再表達出內心對種種事物的熱愛，她認真學習的投射與展現……

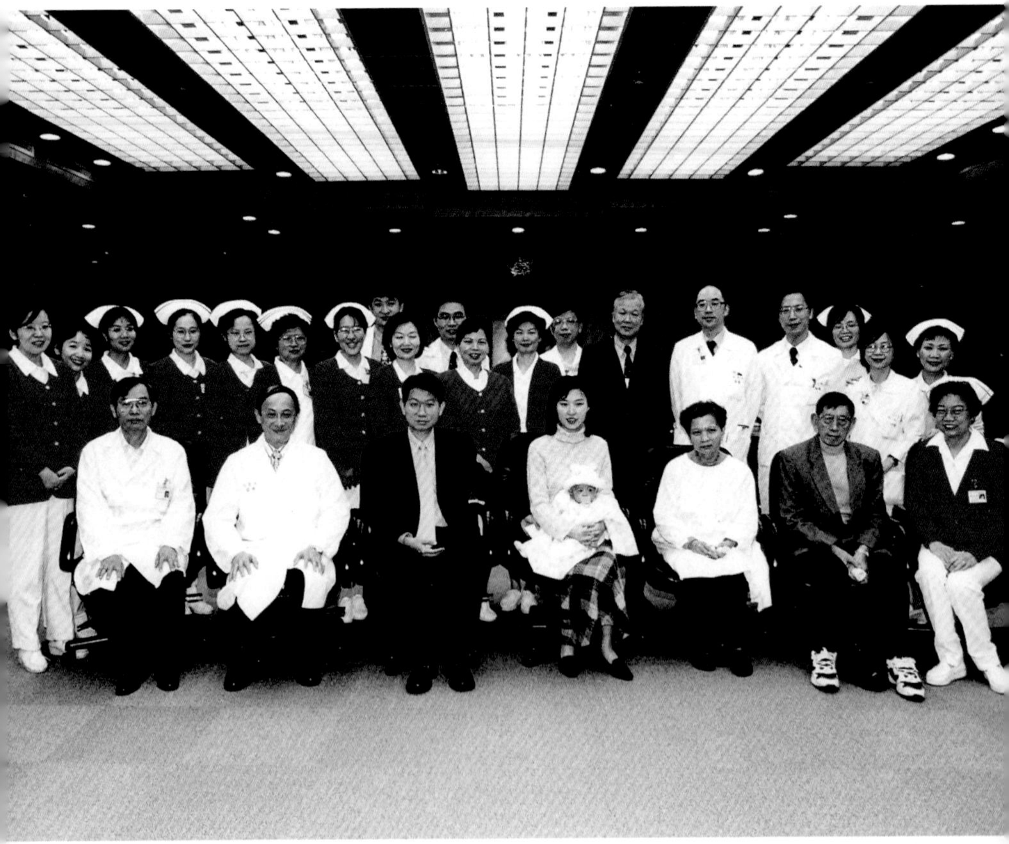

媽媽手中小女娃—軒軒為醫學界歷史寫下光榮一頁。軒軒一家人與台大醫護人員合影。

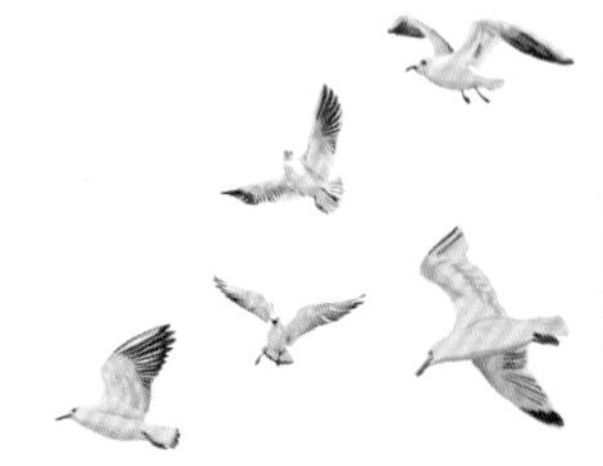

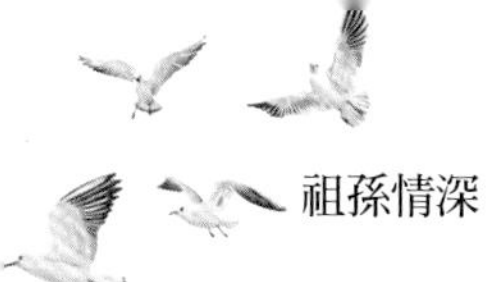

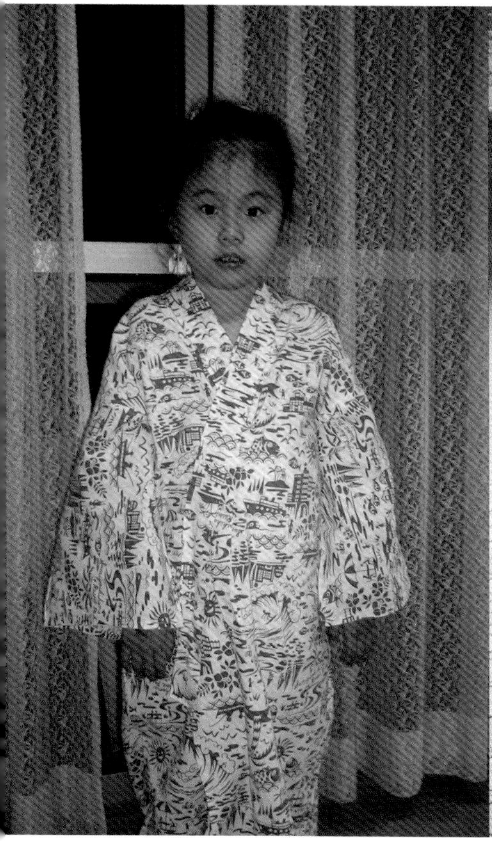

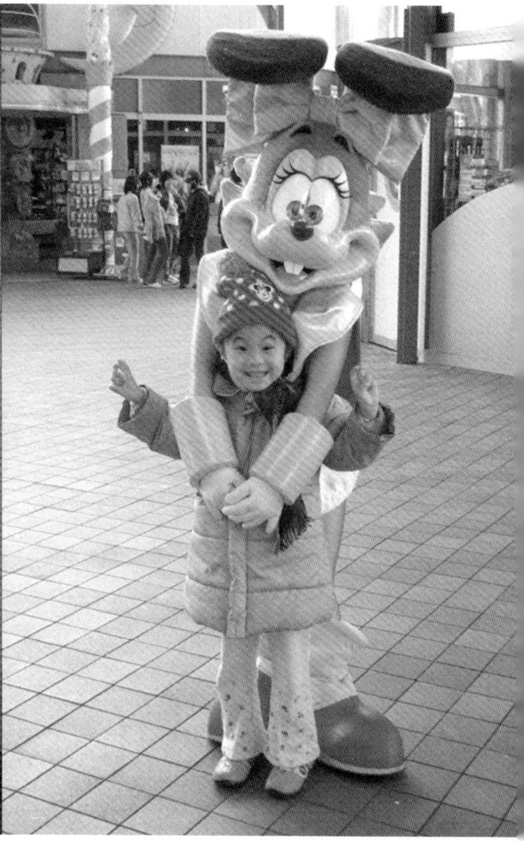

日本一遊讓軒軒喜歡上泡湯。穿上和服，瞬間小女孩多了些許日本風韻味。

於日本HELLO KITTY樂園，與可愛造型玩偶留下快樂幸福回憶。

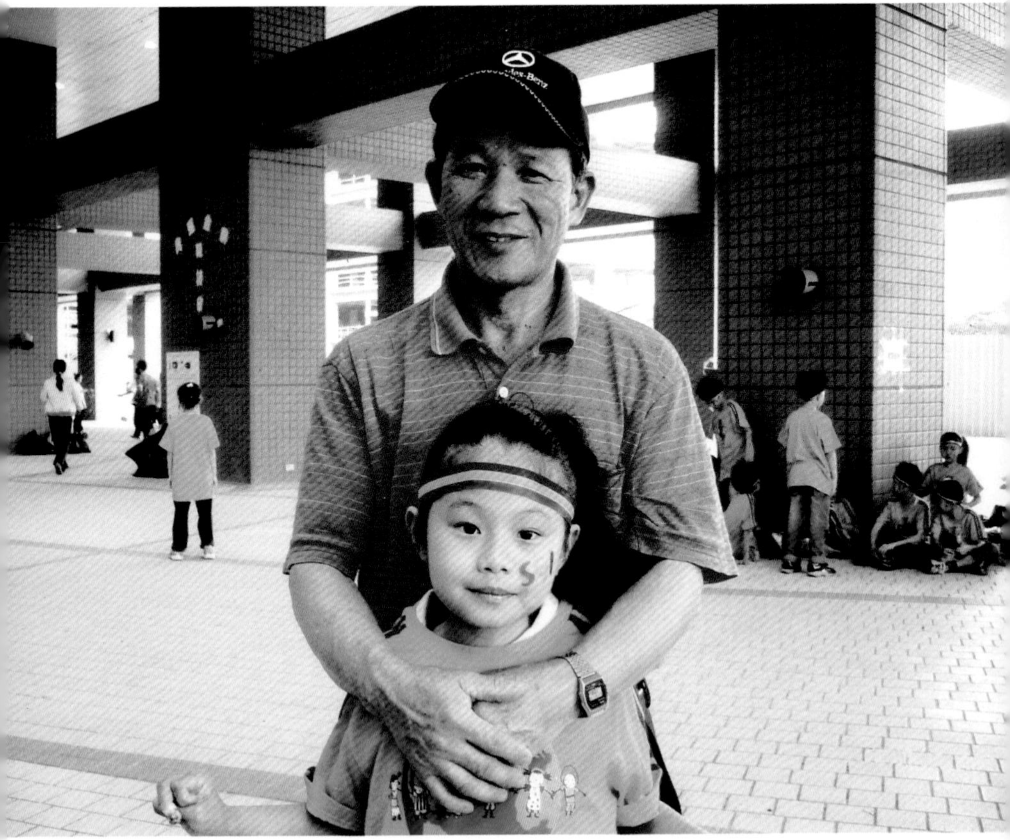

於2007年參加社區友好文化季，在彩排時與阿公留下珍貴畫面。

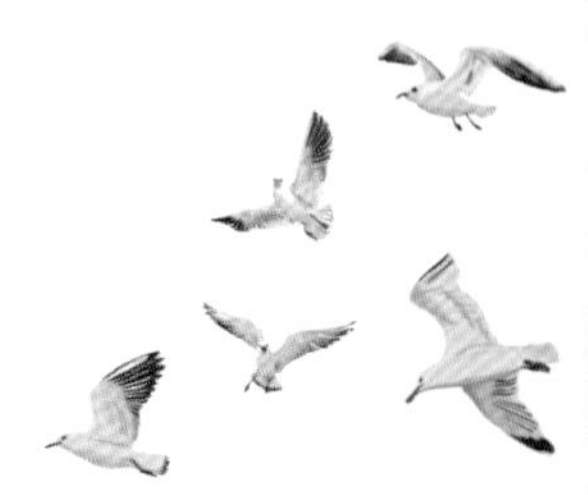

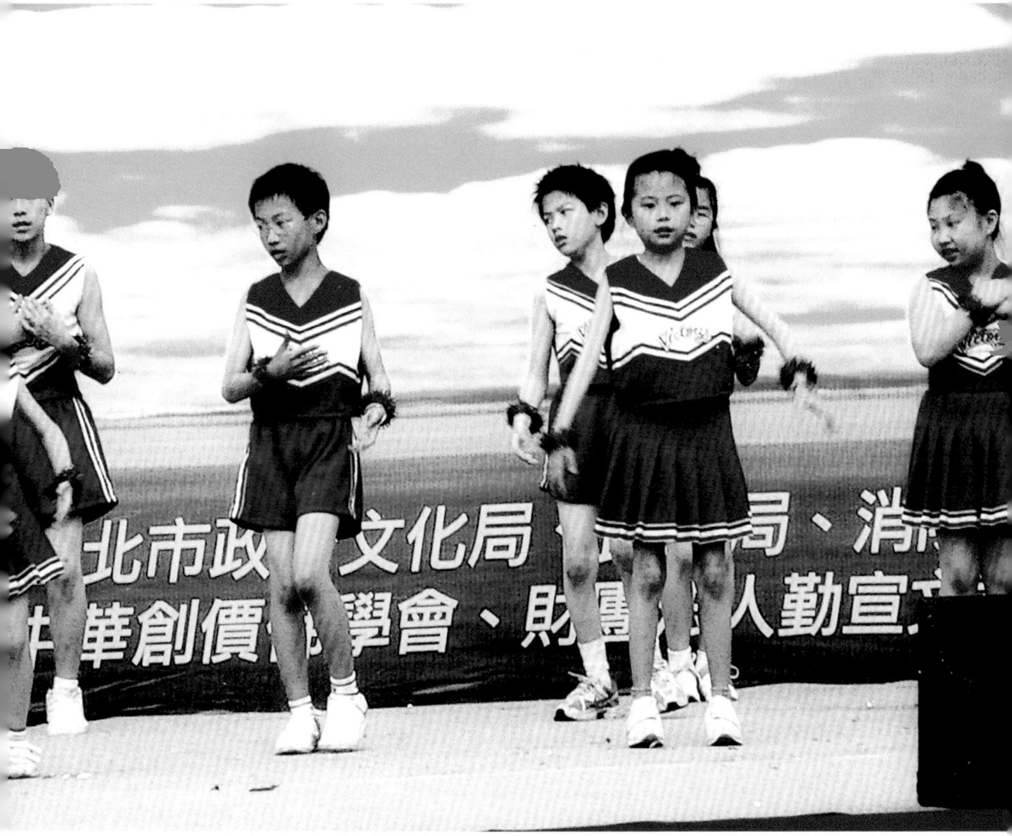

（前排右二）軒軒於2009年參加天母社區友好文化節演出。

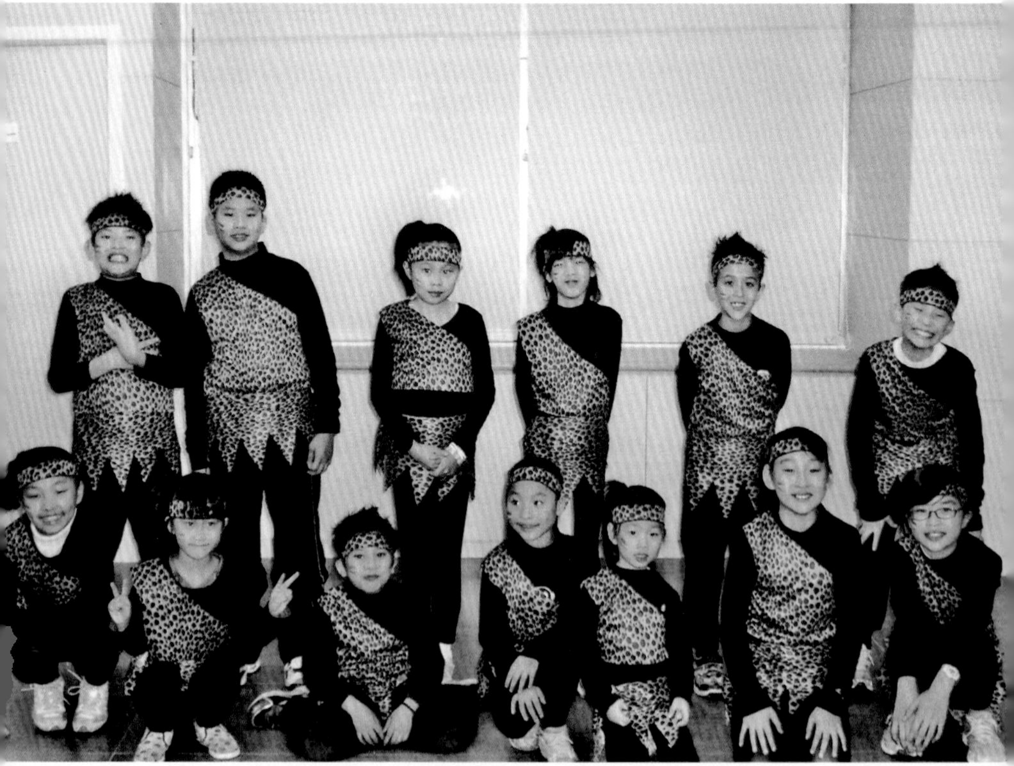

（後排左三）軒軒於2010年參加社區友好總會，在台下與小朋友合影。

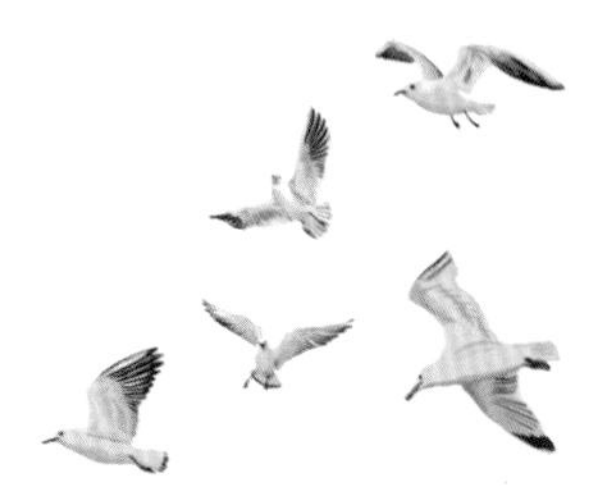

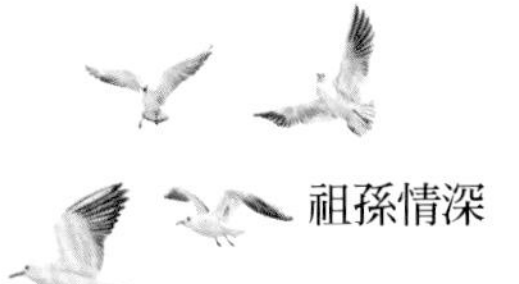

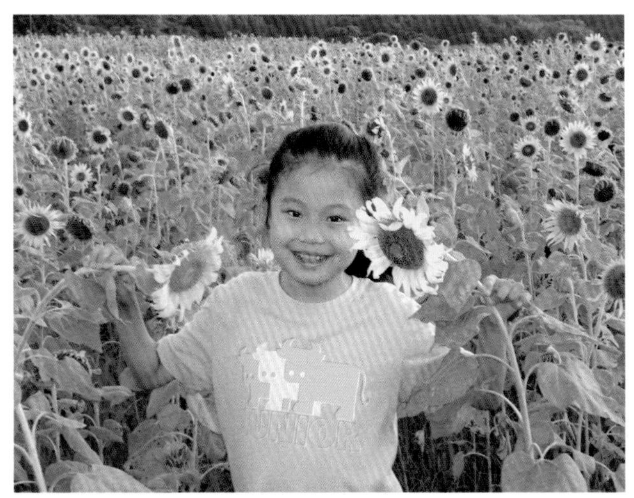

繁花簇擁下，軒軒笑容顯得格外燦爛奪目，如同太陽花般熱情與充滿希望。

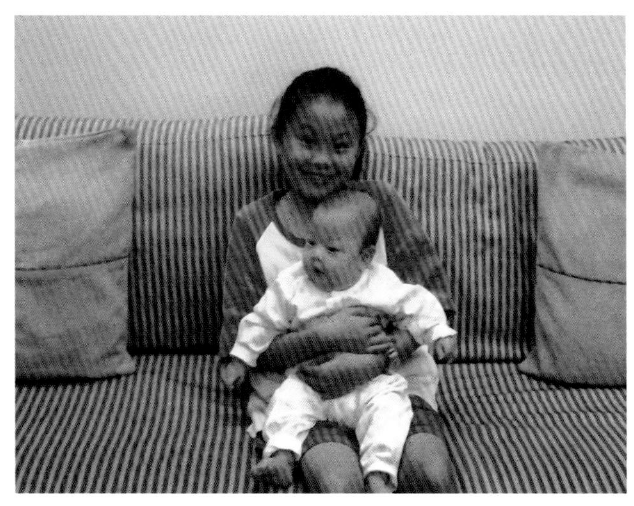

軒軒與妹妹燦爛笑容的合影。這張照片也為兩姊妹曾在這時空交會，留下最美的見證。

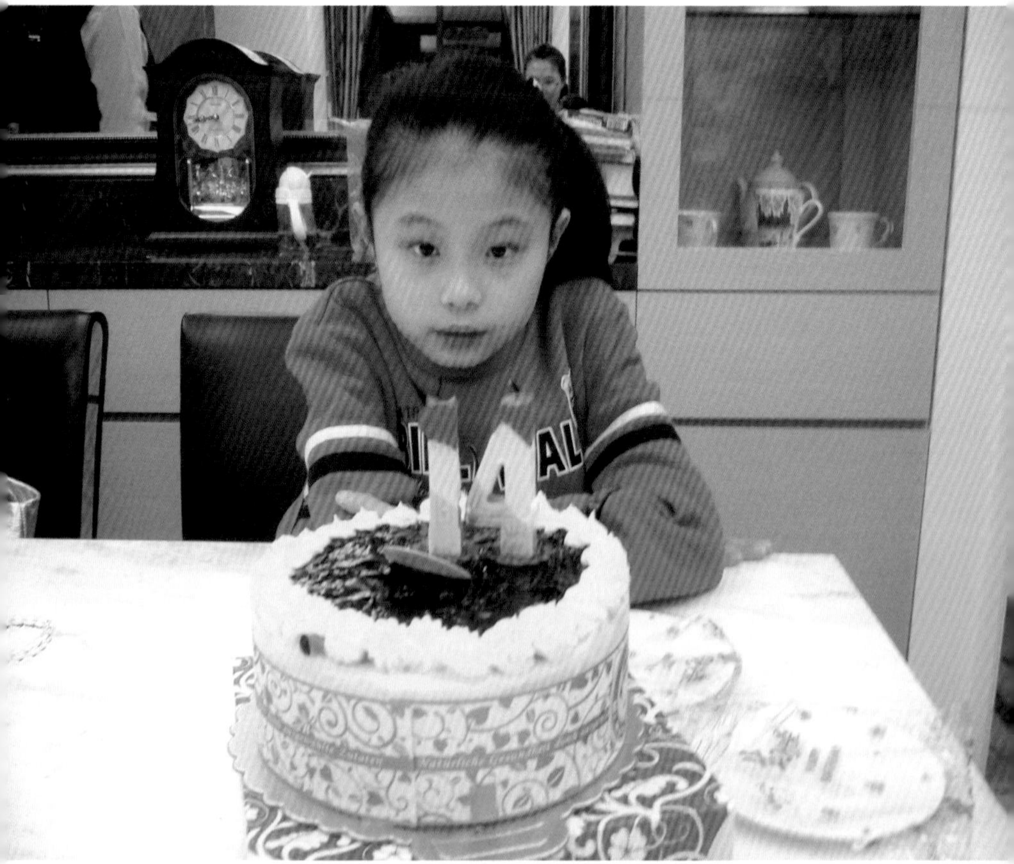

軒軒留下14歲生日最後倩影。

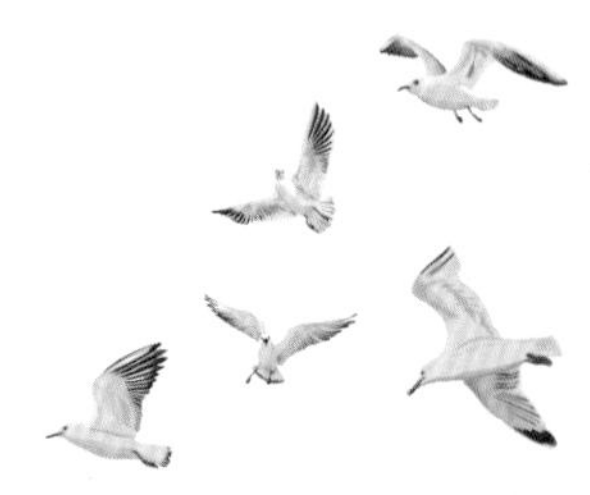

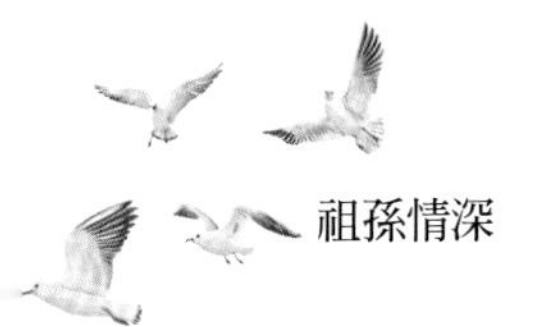

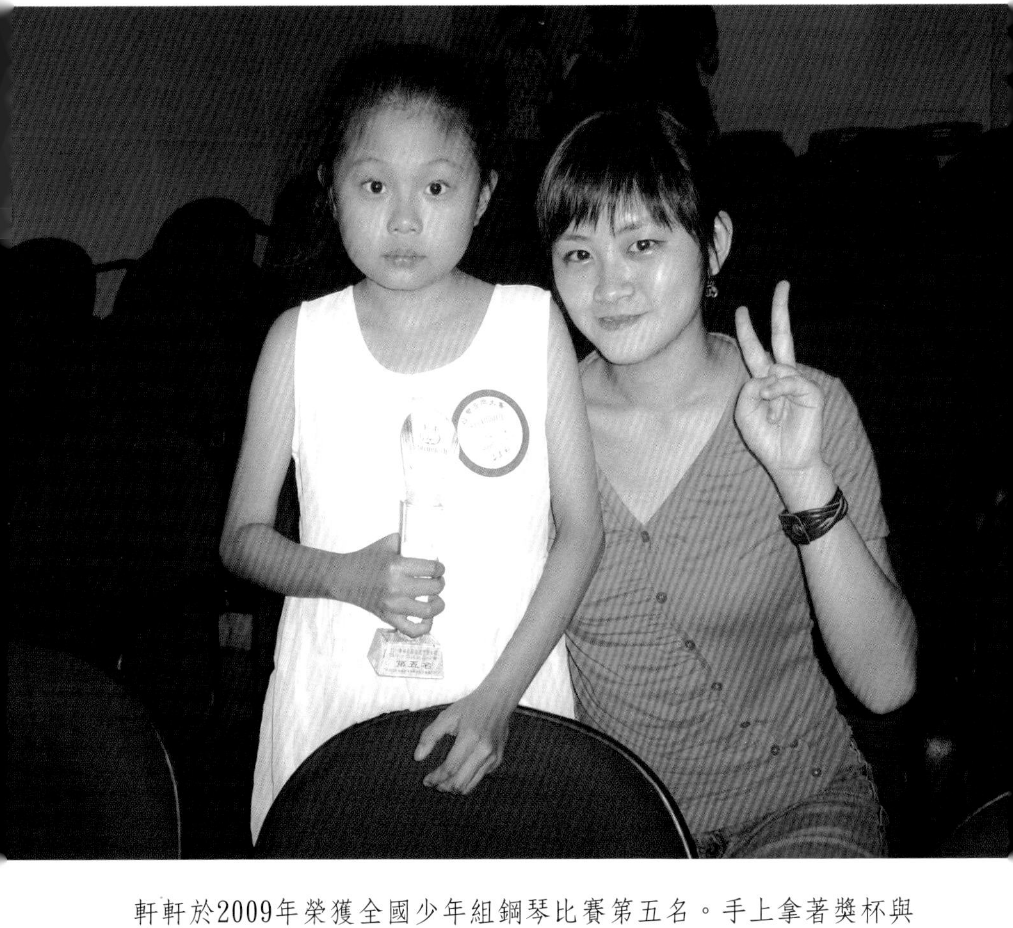

軒軒於2009年榮獲全國少年組鋼琴比賽第五名。手上拿著獎杯與老師留下珍貴紀錄。

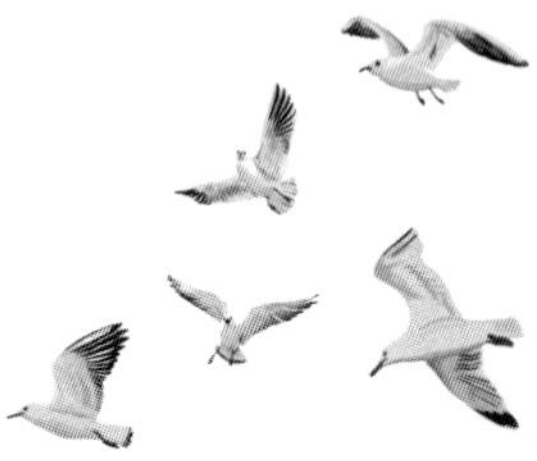

Part 4

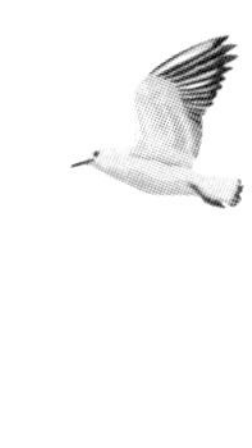

人生下一階段

紀錄女兒離開後的心情點滴，從書寫當中不僅再次與女兒連結，更療癒了我，重新找回生命的力量……

眼淚

在普世價值觀裡，認為眼淚代表軟弱，尤其男人更被教育為「男兒有淚不輕彈」，社會文化告訴我們眼淚是軟弱代表，英雄不流淚，男人必須剛強。但眼淚是上天賜給我們抒發情感地一種方法，那是一種恩賜，是一種身體自我平衡，是一種愛的流動，有情有淚有感動，它是整體相連的。

在追思會當天，先生希望我打起精神，不要哭泣，堅強面對。我拒絕接受，我讓感情自然流露，不想刻意掩藏，我要毫無保留一位媽媽失去愛女的傷痛，赤裸裸呈現我的悲傷。但當天媽咪只有短暫淚水，沒有太多情緒的激動，不知道是否這奮戰過程太辛苦了，讓妳承受種種苦難的磨練，媽咪有太多的不捨與心疼，隱藏住自己，克制自己對妳那份自私的愛，應該選擇祝福妳，讓妳帶著所有的愛與祝福，飛向另一個自由自在的天空。

在妳離開的當天，媽咪沒有好好痛哭一場，不知道是不是這些無形壓抑的情緒，

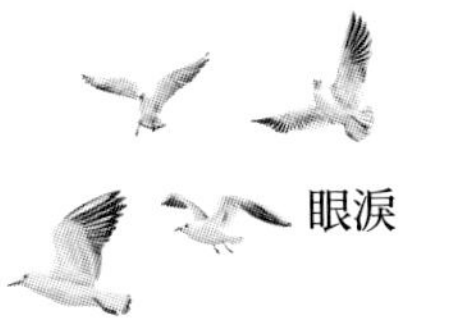

蘊量後面更大悲傷，日子一天天過，媽媽也如夢中初醒般，感知你真的離開了，隨著時光流逝，你離我也越來越遠，我的心瓦解了。

在妳挑戰病痛，住院那段期間，雖然辛苦、心疼、恐懼……五味雜陳的情緒快讓我們窒息，但在那艱難時刻，我依然擁有妳，依然可以擁抱妳、照顧妳、呵護妳、保護妳，而此刻，妳就這樣消逝在這空間，媽媽再也聞不到妳的氣味，聽不到妳的呼吸聲，聽不到妳呼喚媽媽，無法再擁抱妳、照顧妳、保護妳……。曾經，以為放手讓妳離開是對彼此更大解脫，但錯了，我被自己當時腦袋騙了，媽媽是如此的愛妳，在不知的世界裡，妳有能力可以照顧自己、保護自己嗎？我在當下怎麼可以就這樣放手讓妳離開，徒留下無止盡的擔心、悲傷、孤單與懷念，每當夜深人靜，胸中無形的黑洞，空空的、寒冷的，隱隱作痛。

難過悲傷，淚水潸潸流下，旁人總是要強烈壓下情感的流動，以為這樣就可避免傷慟或得到安慰，更認為這就是堅強。先生也告訴我學學女兒的堅強，這讓我更後悔與傷痛，為什麼我要女兒這麼的堅強，她偶爾可以任性，可以叛逆，可以哭泣，可以……，但她沒有，這讓我更心疼、更不捨。

從不揮淚與承受悲傷哭泣，這兩者是需要同樣勇氣與力量，我有剛強的一面，有忍受挫敗能力，但當我受到打擊，且是強大重擊，傷得很深時，我也需要裝作沒事嗎？

伍斯特福說：「淚水是塗抹傷口的藥，靜默卻是鹽」，透過淚眼看這世界，能看見眼睛乾爽時所看不到的。（附註1）

附註1：「孩子，你忘了說再見」，伍斯特福，校園出版

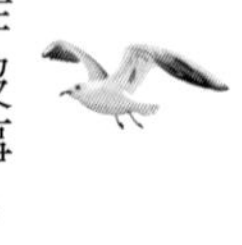

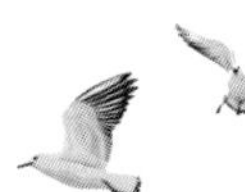

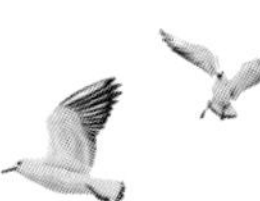

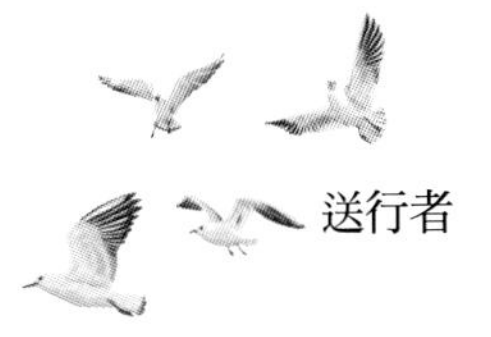

送行者

每一個死亡如同每一生命都是獨特且有它的標記，雖然每一場生死離別都是如此沉重與不捨，但唯獨白髮人送黑髮人，那種倒置順序更是令人心痛至極、肝腸寸斷。

三年前參加一場小朋友告別式，那孩子得了惡性癌症，她的死亡是在未來可預知，也許疾病讓她形體漸漸消蝕，活力殆盡，生命衰殘，也許在有心裡準備下，死亡較容易承受。但我錯了，今天我完全感受到那種椎心之痛，不管是什樣性質、方式的死亡，只要是白髮送黑髮的永別，是一種更強烈及特深印記的傷慟。

任誰都非常不希望自己的生命有如此經歷與體會，但生命中沒有偶然，每一事件發生，都有宇宙的安排與意義，所以我將它轉化為上天所賦予的更大使命，對於一路同行哀悼的人，付出更大關懷、溫暖、協助及同理心，幫助自己與他人將此傷慟化為更大生命意義與價值，讓愛繼續在人世間流轉。

記憶

我們的周遭充滿著妳的記憶，走進妳的房間，軒軒的身影彷彿依然存在，櫃子裡置放著整齊的衣物，書架上擺滿妳喜愛的書本，書桌上擺放著文具，雜物櫃放著妳曾運算數學的記算紙，抽屜有妳的記事本，還計劃著各項學科閱讀進度，每張紙上都遺留妳的字跡。這些筆跡好像熱騰騰剛出爐，主人應該隨時會回到位子上，但妳不在了，溫熱的身軀再也回不來了，這是夢境還是現實，媽咪分不清了，我迷惑了……，難道這就是無常嗎？

所有事情就在一夕之間改變了，死亡硬生生地從我身邊搶走妳，沒有適應期，我被迫當下沒有妳，還是必須繼續正常過日子。這道傷痕是如此深沉，如此的痛。有人還會不時說出不妥的話語，或裝作沒事發生，一付輕鬆指導如何做，如何過日子，甚至建議所有睹物思情東西打包裝箱，封鎖所有悲傷記憶，停止哭泣，不要頻頻回憶過去快步往前走，這就代表勇敢堅強嗎？或對生命的豁達？我要說，這是一

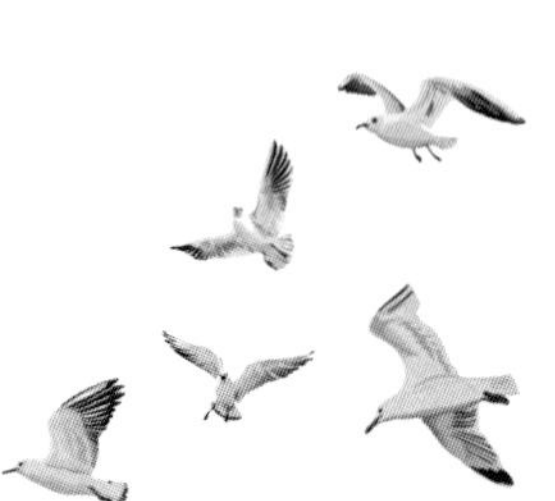

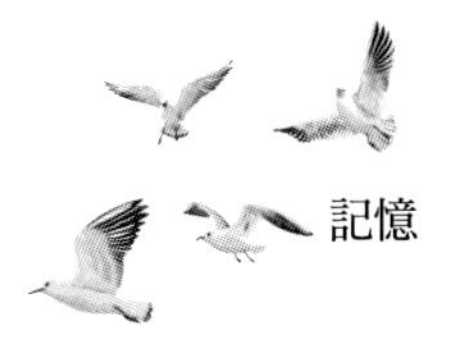

種人性的冷漠，是一種麻痺的感覺，我想我們要的是一個擁抱，一種同理心，一種陪伴悲傷哀悼的心，它能給失去摯愛的家人一點溫暖與愛的感覺。悲傷與往前走是兩件事，互不衝突，悲傷不代表無法繼續向前走，往前走不代表就不能悲傷。

常有人問我，妳有幾個小孩？我該說一個或兩個？我要提離去的那一個或避而不談？但我還是說兩個。孩子，妳永遠活在媽媽記憶中，妳帶領媽媽看到不一樣的世界，了悟生命意義與價值，開啟更高生命覺知，讓我知道如何活著。媽媽要記住妳，要努力的記得妳，要把妳放在最顯眼的地方，把妳創作的陶土作品、畫作與照片擺在正視的地方，因為妳在每一當刻，都是認真努力用生命在寫歷史，媽媽要用文字紀錄妳奮戰的過程，我要藉著這些方式紀念妳，紀念懷握過去，不容溜走，透過紀念妳，不斷提醒我要如何活著，是有覺知的活著。伍斯特福說：「身為人就要紀念，帶著過去，走進現在。甚著，身為人就是要在紀念的同時期待，在計劃的同時回顧。」（附註1）

這輩子媽咪永遠懷念妳，懷念的同時就會激盪兩種情緒，看到妳堅韌奮戰生命力，深深以妳為榮為傲，但也伴隨著淡淡的悲傷、失落與遺憾，那份沒有妳的空缺，總是有種無底黑洞，隱隱作痛，我想這黑洞是帶著更大覺知，為別人奉獻與付出的愛才能填補，獲得些許療癒。

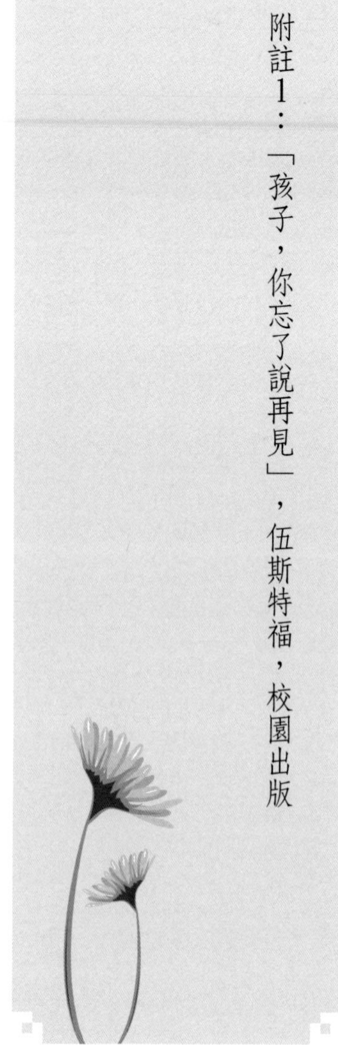

附註1：「孩子，你忘了說再見」，伍斯特福，校園出版

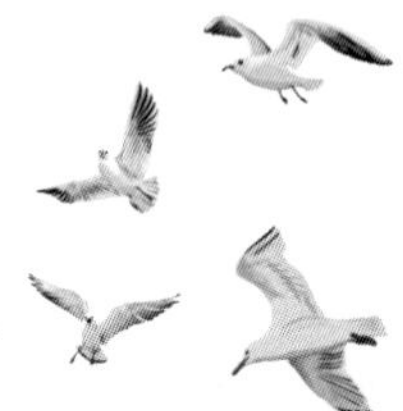

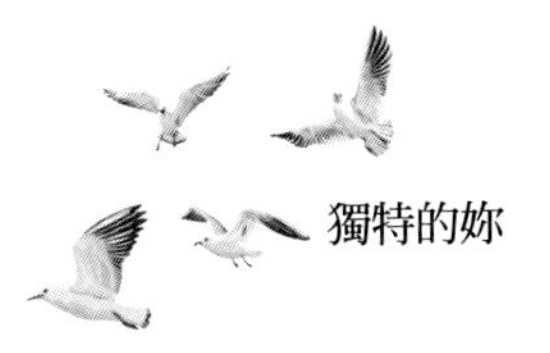

獨特的妳

父母親的愛會有偏心嗎？父母會對其中一位小孩特別好嗎？我想對每位小孩的愛都是無從比較，都希望做到相等，願意付出最深的愛予每一位小孩。

軒軒一出生，身體與其他人明顯不同，換過兩次肝，動過四次手術，她生命的經歷是如此特別，不同於一般小孩。她的奮戰過程如此刻骨銘心，她對生命的熱情與堅持信念，讓我們感到如此驕傲卻也相當不捨與心疼，也許這種種因素，讓我們更加關愛她、關注她，隨著她的離開，這份愛就變得更獨特了。

當我在想著妳、懷念妳，總是有人提醒不要忘了另一位女兒，但這是兩件事，不相衝突，我很愛妹妹，同樣關心與照顧她，在我的心裡，妳永遠是這麼特別，不會因為形體的消逝，這份愛就不見。我們愛妹妹，同樣的每天思念著妳，持續愛著妳，懷念著妳。

沒有妳的日子

在最後住院這段時間，媽咪好害怕、好恐懼，怕妳幼小身軀是否承受身體不堪所帶來的苦痛，會不會有過度侵入的醫療？我怕妳承受所有的苦，怕失去妳，到人生最後一刻，更不知道自己是否能承受妳永遠離去的傷慟。甚至對於我們一直以來的信仰，不知會不會如同高山發生的雪崩，瞬間徹底崩潰瓦解。

然而，軒軒，就在生死的臨界之間，妳與媽媽竟如此鎮定與超然面對人生最後一刻，沒有太多慌亂與情緒，妳的勇氣更是讓媽咪震撼與佩服，在當刻我感受到有一種無形的力量護持著我們。妳以無比的勇氣承受身體最後的磨難，沒有落下一滴淚，認真勇敢面對當刻，妳以雙手合掌來畫下最後圓滿句點。所有當下發生的點滴，媽咪放在心裡，沒有太多情緒波動，所有思緒宛如被定格，只想陪妳最後一程，在溫暖、愛與感謝中道別。

追思會當天超過兩百多位朋友、會員來送你最後一程。妳一生的奮戰故事感動了

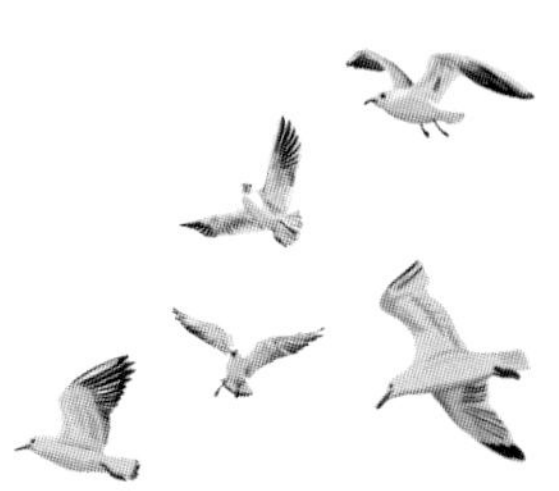

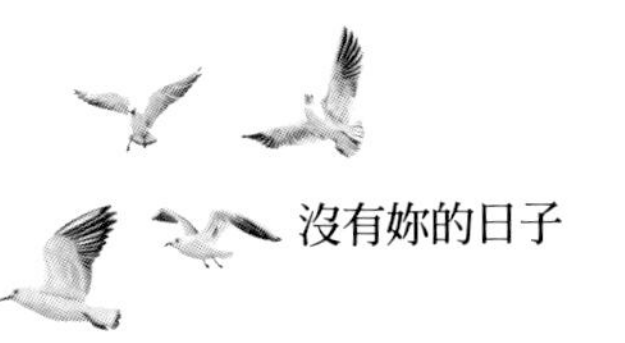

很多人，妳的精神永留存在每個人心中，妳拼命的生命姿態改變很多人對生命的價值觀。

一直以來，妳是媽媽生命中最重要的人。如果生命是一場征戰，妳就是我最好共戰夥伴，我們出生入死，就像生命共同體，每一場戰役，我們都堅強勇敢站在第一線上，從不退縮，彼此鼓勵、彼此支持。每一次戰役都如此艱難，佈滿荊棘，但我們還是一一超越，凱旋歸來。在生命最後一役，身軀雖然倒下，但妳的精神依然是勝利，靈魂依然美麗與純淨，妳光榮地完成這一生使命，徹底活過，生命價值的完成，留給媽咪無限的感動與懷念。

追思會落幕後，日子一天天流逝，所有情緒也一一反撲，每當夜深人靜，媽咪的思念之情如此強烈，那種無底的黑洞讓媽媽痛苦萬分，無盡的吶喊也喚回不了妳溫熱的身軀。不知多少個夜晚，我從夢中醒來，感受到妳真的離開我了！雖然知道很多道理，也有更多對生命的覺醒，但此刻情感完全淹沒了理智，我也是一個平凡的媽媽，有不捨、有遺憾、有自責……所有喪女之慟的情緒完全經歷，我想徹底悲傷、徹底哭泣……

那種母女情深，深刻的繫絆，強烈的依附關係，就在那天，形體上完全分離了。

媽咪的身邊不再有妳陪伴，在某種情緒上，媽咪很失落、很孤單，每當眼淚涓涓流下，傷慟之際，看到妳留下的手錶，時間滴答滴答往前走，像似溫柔提醒媽咪，要勇敢堅強，繼續明朗熱情的往前走哦！

軒軒，妳安慰了媽媽，溫暖了媽咪的心，媽咪感受到妳的存在，妳的精神在媽咪生命中脈動著。我們的連結依然存在，不會因時空、因形體而中斷，媽咪帶著妳的愛與對生命熱情，持續關心他人，鼓勵他人，幫助他人，將愛的連結擴大，將愛的波動流傳下去，點燃一波波的生命熱情與希望。

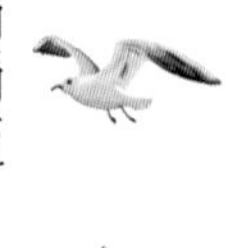

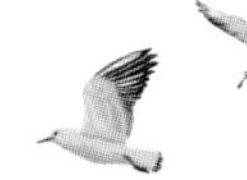

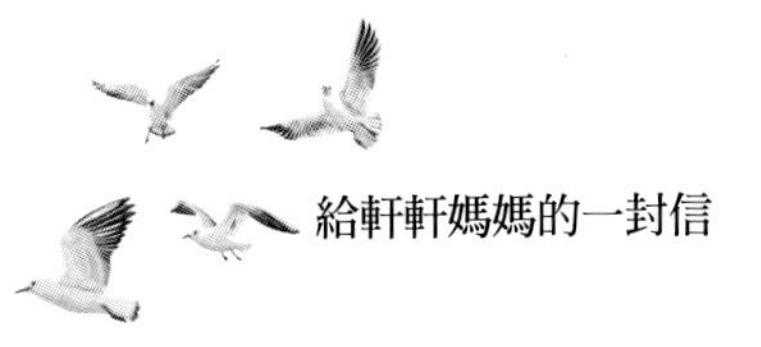

給軒軒媽媽的一封信

前些日子，我接到海葳媽媽的一封信，讓我在喪女悲痛之餘依然感受到些微的溫暖。她的小孩——海葳，是個膽倒閉鎖的孩子，在一歲時接受活體肝臟移植，又是一個勇敢的小孩及一位堅強的媽媽。人生唯有徹底經歷過，才能真正感受到別人的痛。我書寫陪伴女兒走過點滴歲月，字字句句真實的呈現這樣孩子、這樣家庭所面臨及考驗的問題。這些生活不是一般人所能了解，雖然每個人的人生都是獨特且不同，但家有重大殘疾的孩童，身心靈必定都經歷過一場強烈轉化過程，相信海葳媽媽已深刻體悟。以下是信中的內容：

軒軒媽媽：

前幾天看到基金會的會刊，看到了季軒離開的消息，令我感傷不已！

您敘述著14個年頭那些美好的、痛苦的日子……但我止不住的淚水更是不捨孩子所受的折磨和家人內心的煎熬！

雖然已過了一些日子，但還是想給你打氣！

彷彿不久前還在討論著孩子的病情，但一轉眼已不敵病魔的折磨，當知道無力再對抗病情到即將離去，那真是難熬的過程！

我也經常在想，孩子一來到這世上，迎接他的居然不是快樂的人生，而是許多痛苦的經歷，那為何要來呢？

每一次痛苦的經歷總希望是最後一次，但心痛總是不斷，許多的夜深人靜，只能把壓抑的悲傷渲洩成淚水！有誰比日夜照顧他們的媽媽更能感受他們所承受的！

我記得妳透過電話詢問照顧上的問題時，語氣中的那份堅毅，那是經歷過許多挑戰後的堅毅嗎？就像守護孩子一樣要有顆堅毅的心，但我卻常常強忍脆弱，因為不能在孩子面前哭，必須不斷的對他們說加油！

我常想，或許每一個生命的歷程都是我們人生的養分，欣喜著我們當下的笑容，品嚐每一份正在享用的福份，不浪費每一點一滴的物資，感恩每一個關懷的朋友和家人，因為這樣簡單的東西有些人得之不易，於是我們得小心翼翼的收納著！有些道理我們一生都領悟不來，但孩子用生命換來的課題卻不斷提醒著我，往開闊的人生前進！

雖然我們只有短暫的通話，但對孩子的心我們是一樣的，我選擇用文字來表達我心中的激動，希望不要打擾到你的心情和生活！加油！軒軒媽媽！

海葳媽媽二〇一二年四月二十五日

有個女孩叫海葳

有個女孩叫海葳，她是膽道閉鎖的小孩，一歲活體肝臟移植，當我在寫這篇文章時，正悼念著她已逝的四年歲月。海葳換完肝後，身體狀況一直上上下下非常不穩定，醫院成為他們第二個家。那天，我去探望海葳，見面當刻，映入我眼簾的是那泛黃的臉卻散發著銳利且堅毅的眼神。她動作非常迅速敏捷，食慾特別的好，活靈活現教我玩益智遊戲，帶我去看在家中屬於她的祕密基地，那裏是她與哥哥玩耍的快樂小天堂。海葳雖然生病但仍保有小孩的活潑與天真，也處處展現強大生命力與活力，讓人無法相信她是生病的小孩。我問海葳：「你知道媽媽很愛你嗎？」她不假思索回答：「我知道。我也很愛媽媽，也愛爸爸。」那一刻，我更加感受到，這群小孩是來教會我們什麼是愛，這份愛是如此的甜蜜卻又是無比的沉重。道別時刻，我深深擁抱海葳，深怕這一放手就再也沒機會抱她了。

日子一天天過，海葳身體狀況也一天天惡化，最後媽媽放棄侵入性的治療，要以安寧方式陪伴孩子最後一程。相信這是家人在幾經痛苦與內心矛盾掙扎後所不願做出的最後決定，媽媽寧願忍受往後無法再見到小孩的痛苦，也不願看她再受身體病痛的折磨，這是需要無比的堅強與勇氣才能做到。

最後海葳在家人陪伴下，帶著滿滿的愛與祝福踏上下一個新旅程。小女孩的生命如曇花一現，但她奮戰的精神卻帶給週遭的人更大生命領悟。在此我以悼念文來紀念這位勇敢的小天使：

悼念文——海葳

滿山滿谷的花朵
只為一次燦爛的春天
天空滿斗的星星
獻給一個夏天的夜空
那皎潔的月光
為你再一次滿圓

海葳的生命雖短暫卻絢爛
稚嫩身軀的外表有著成熟的靈魂
讓我再次見證靈魂的勇敢與偉大
這群純潔、天真的小孩
帶著一份艱難而神聖使命來到人間
教化身邊的人
讓我們學會真正的活著
他們奮戰到最後一刻生命姿態
告訴我們所有苦難與挫折依然澆熄不了對生命的熱情與希望
憶起與你見面那一刻
泛黃的臉藏不住那堅毅的眼神
小小個兒背著你最愛背包
總是獨立地、用成穩地步伐走在最前方
那大無畏精神趨走所有恐懼
帶領爸媽走向生命的蛻變與成長

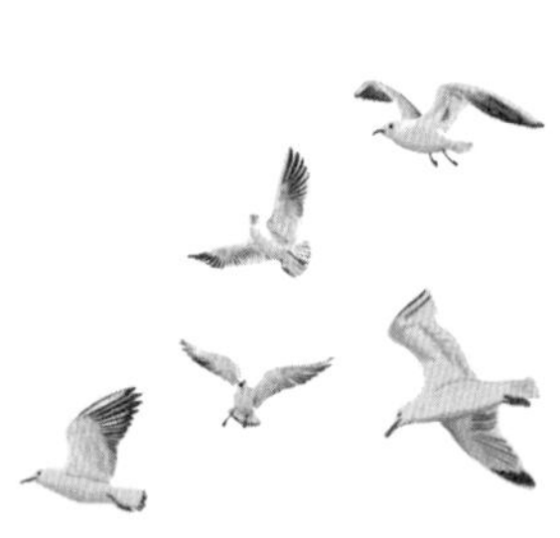

你已完成今生使命飛向無垠宇宙
自由自在，帶著滿滿的愛迎向幸福國度
今後我們將用愛連結
這也是你教我們的
孩子，我們愛你，永遠懷念你
我們將帶著這份覺醒努力活著
雖然身軀已逝
你依然活在每個人心裏

不可替代使命

使命是偉大的誓願，能激發一個人的鬥志，創造個人存在價值；使命讓人忍所不能忍，超越所不能超越，使命可轉換佛家所說的宿命，也轉換基督教說的原罪，只要確認今生使命，再大風暴，再大困境也一定能一一超越。

「使命」以字面解釋，就是使用生命，發揮到最高價值，可確立我們生存的目的，成為信念的堅強支柱。使命不是別人給予的，而是由自己創造出來的，是自己對生命的自覺與決意。一個人如果自覺偉大的使命時，就可以發揮生命無限潛能，也能獲得存在意義與價值。

生下軒軒，我常常躲在角落哭泣，我為孩子悲傷，也為自己難過，我們的人生之路是如此坎坷崎嶇，對未來沒有希望，活在恐懼與不安中。這種日子是痛苦的，如地獄界般生活，而信仰就如一道曙光照亮我心中的暗室，給我很多正確生命哲理，領悟我與女兒負有任何人都無法取代的使命，一位有使命的母親幫助一位更有使命

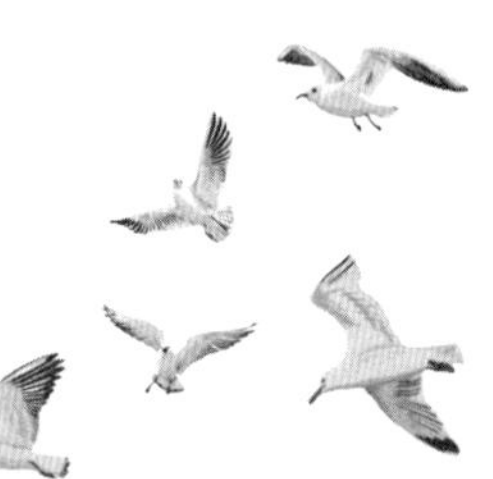

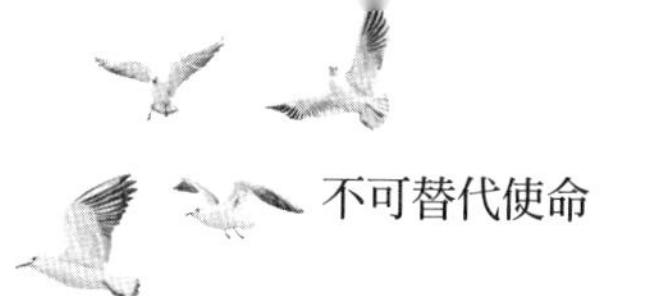

的孩子創造自身的生命價值。我不能坐以待斃，為了女兒我向宿命宣戰，我一定要奮起。

因為使命，讓我們完成不可能任務，軒軒第一次活體換肝，突破醫學極限，成為當時最輕最小換肝人，這壯舉讓更多這樣疾病的小孩選擇自身的生命，同時軒軒也是第二次換肝後，唯一延長較久壽命者，這些紀錄都已轉成醫學文獻。這場搏命的奮戰中，不斷與生命極限挑戰，就如法華經所言：「更賜壽命」。

記得軒軒有次在為學校功課不理想而難過沮喪時，我告訴她每個人都有她存在不可替代使命：「只要妳健康明朗生活，就能帶給更多人希望與勇氣，妳的故事可鼓勵正在遭受苦難的人們，這就是妳存在價值與意義。」

當立下使命之誓願，勇氣就源源不絕而來，即使沒有人、沒有諸神出現，依然可以迸發一股強大勇氣，承擔所有一切，所有改變與未知，而能貼近當時心境就如泰戈爾之詩：（詩中字字句句鏗鏘有力，撼動人心）

別讓我免遭為難而祈禱，而讓我無所畏懼的面對危難。

別讓我止息痛苦而懇求，而讓我有一顆征服痛苦的心。
別讓我在生命的戰場尋找盟友，而讓我竭盡全力地奮鬥。
別讓我在焦慮恐懼中渴望拯救，而讓我希求耐心來贏取自由。
答應我吧，別讓我成為懦夫，只在我成功之時感知道你的恩典；
而讓我在失敗之時發覺你雙手的握力。

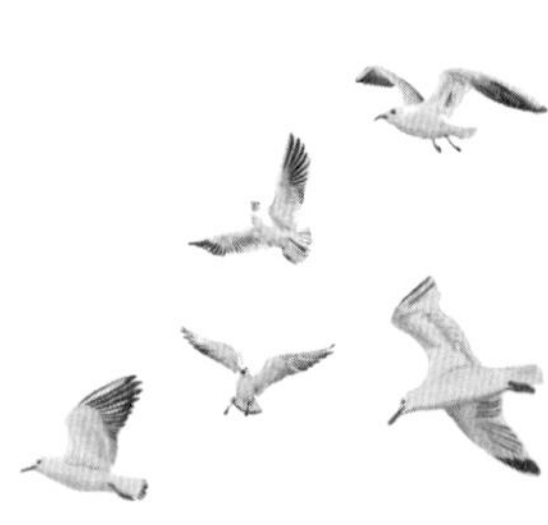

生與死覺知

一位飽嚐喪女之慟的母親，心懷悲痛的造訪釋尊，拜託法力高強的佛陀讓她的孩子能起死回生。釋尊告訴她去別人家裡要一顆芥子，但這戶人家必須不曾有人死亡，取來芥子就可以讓她的女兒復活。因此，母親尋遍整個村莊，挨家挨戶懇求，每個村民家都有芥子，卻沒有一戶家中沒有人死亡，此時母親終於覺知：人終歸一死。

生是一種活力與希望，存在且可被看見的，每個人都歡喜迎接生命的誕生，對於死亡卻是一種未知的恐懼。死代表著消失，每個人都害怕去碰觸，大家都避之唯恐不及，但人生當中沒有比「有一天我一定會死」更確定的事。人的一生中，不管富有或貧窮，不管權勢與地位，都完全避免不了死亡，它是公平的，死亡會降臨在每個人身上，甚至可以說，當我們出生當刻就正逐步邁向死亡。

孔子云「未知生，焉知死」，但我更深刻體悟「未知死，焉知生」。不知道死亡，就不知如何好好過這一生，佛典有云：「先習臨終，後習他事。」只要面對了死亡、了解死亡，我們就能好好的活，就能創造今生屬於自己生命的價值。

軒軒的出生帶領著我不斷在學習生死課程，在這14年中不斷與生死挑戰、拔河，生與死逼促我們母女不斷學習與成長，探究生命真理，所有苦難不斷錘鍊我們的生命，使之變得強韌。我們常與時間賽跑，時間對我們來說，如此的珍貴，每一次問題都是棘手與巨大，困難的發生都是考驗當下的耐力與智慧，不斷與自我的極限挑戰。就在反覆淬鍊當中，讓一個平凡之身小孩造就不平凡偉大生命，即使生命短暫卻精采無比。

因為死亡的如影隨行，讓我們學會全然的活在當下，更深入的生活，更強烈的生活，更積極的生活，活出價值，活出精彩，為自己而活，也為別人幸福而活，活出生命的自由，讓每一刻都刻劃在彼此的生命中，將瞬間變永恆。軒軒，雖然生命佈滿荊棘，困難重重，但她強烈參與自己生命，每個片刻都是如此深入與投入，讓生命變得更美好，高潮迭起，生命已然是一種高峰經驗，對於過往不感到後悔，因為她已全然活過，不留下遺憾。

軒軒讓我學到活在當下，結果不重要，重要是生命過程、生命的經驗，在這當中所創造的豐富價值，所有點點滴滴與自身的奮戰足跡皆深深烙印在生命當中。

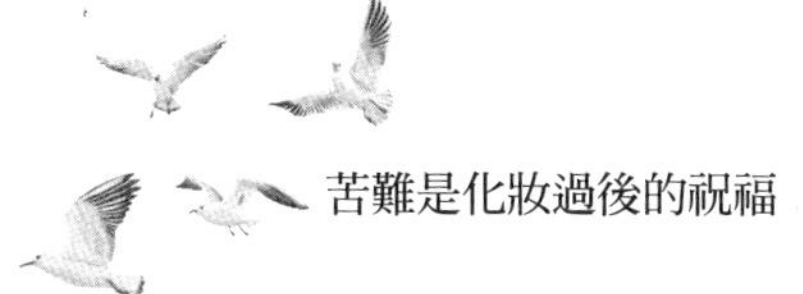

苦難是化妝過後的祝福

我的生命是父母親給予，但真正生命的啟發與領悟是來自我的女兒軒軒。她用尊貴一生引導著我，軒軒的來到重重敲醒我沉睡的靈魂，而奮戰的過程及離開又如此衝撞及震撼我的生命。

死亡是將人的一生推向最高峰，是這一世生命價值的完成。在她離開的那一刻給了我最大的生命覺醒。軒軒，是我生命中最重要的人，是最引以為傲的共戰夥伴。人生不是一齣悲劇，而是一場挑戰，每一次的逆境都使我們更加堅強。

她一直以來協助我進行生命的修行，向內探索浩瀚的心靈世界，思索生命的意義與價值，可說是上天派來的使者，是個慈悲善良的佛，告訴我們什麼是愛，什麼是生命，什麼是奉獻是分享，我全然覺知，所有苦痛將化為生命的感動，當苦痛過後，留下的將是生命的精彩足跡。

伊莉莎白．庫伯勒——羅斯曾說：「如果妳把大峽谷遮擋請來，不讓它遭受風雨侵蝕，妳就永遠看不到風雨在岩石上雕刻出的美麗圖形。」

池田大作先生也說：「人唯有透過鍛鍊，才能綻放光輝，成功鍛練過自己的人是美麗的，是任誰看了都會動心的美麗，不是一下子就消失的瞬間之美，而是持續一生的美麗。」「人生有悲傷、有痛苦，有高山，有河川，也有深谷，然而，悲傷的河川愈深，痛苦的高山愈高，意味著超越後所感受的歡喜愈深，幸福愈大」

我深刻感受到苦難是化妝過後的祝福，覺悟到歷經生命種種苦痛與考驗，才能重新肯定生命的價值與咀嚼真正幸福甜美的果實。

這場生命的鍛鍊深化了母女的生命，對這宇宙有了更大體悟：每個人都有能力承擔上天所賦予我們的任何使命，不論有多艱辛坎坷，蜿蜒曲折，有多麼痛苦，我們都一定能超越，因為祂不會差遣我們去做我們沒有能力做的的事。對於自己決定的使命之道，要堅定無悔貫徹，活到底、奮戰到人生最後一刻，毫無遺憾滿足於自身的勝利。軒軒，謝謝妳來當媽媽的女兒，我們母女的相遇是彼此成就對方生命，相信妳已經學了這一世要學的東西，也教導了該教導的人，妳已光榮完成上天所賦予的使命，媽媽三生三世永遠以妳為傲為榮。

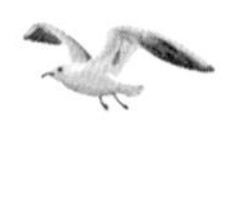

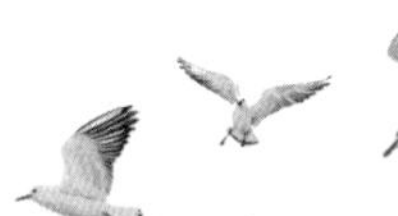

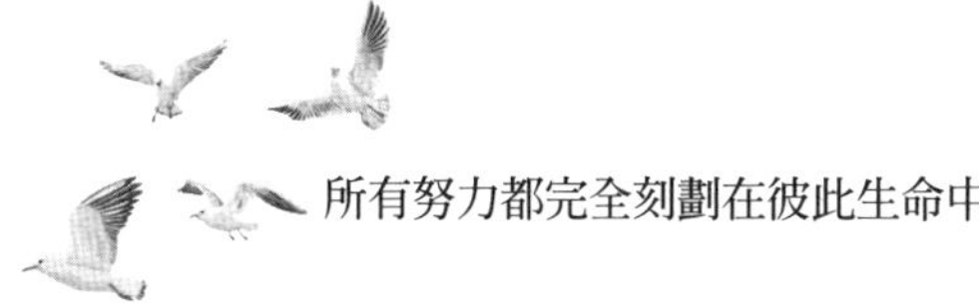

所有努力都完全刻劃在彼此生命中

天地萬物，生生不息循環著，有生就有死，有死就有生，每個人都是赤裸裸地來，也赤裸裸的去，完全帶不走一朵雲彩，所有的名利、地位、權勢、財富……等身外之物，都完全帶不走，而唯有帶走的是刻劃在生命的鍛鍊與學習、所有的生命經驗與過程。

在我的認知裡，每個人來到這世間，是讓自己靈魂更加成長與達到完美境界，透過肉身體驗所有身為人的經歷，所有學習也都會完全刻劃在生命中，累生累世。所謂天賦、天才都是經過好幾世學習，累積在生命中而再次出生為人時，所展現曾經學習的一切。

佛典云：「惡像壞身而不能壞心」，不管任何意外事故或身體的病痛，雖然毀壞了一個人的身體，卻毀損不了一顆堅韌不拔的心。佛法重視「精神」，軒軒奮戰到最後一刻的精神，認真拼命的姿態，不斷挑戰生命極限，展現生命的韌性與無窮潛力，妳的故事感動了天地，感動了爸媽，感動了所有知道妳故事的人，妳將生命發揮得淋漓盡致，已光榮完成今生使命，創造今世的價值，妳是媽媽的英雄、媽媽的老師，媽媽非常敬佩妳。妳讓媽咪知道這一生中，所有的學習，所有鍛鍊，都完全刻劃在生命中，任何人都無法剝奪與摧毀。是妳告訴媽媽，這一生要永無止盡不斷學習與成長，完成使命創造今生價值。

池田大作先生說：「一年中有春夏秋冬的變遷，一生中有生老病死的變化，超越狂風暴雪與酷暑，草木使花朵與葉片綻放光芒，帶來一年的果實，人生也是克服生苦、勞苦與病苦留下屬於自己的豐碩果實而迎接死亡，是自己人生畫軸的作者。」軒軒與媽咪在這十四年經過無數的試煉與考驗，早已打磨出閃耀般的鑽石，母女因緣份在這時空相遇，而激盪出生命的火花，豐富了彼此的生命，季軒奮戰到最後一刻，無憂無懼儼然度過生命凱歌。

佛法闡述：「生命是永遠的，當我們度過充實的一天後，藉著睡眠來獲得充分休息、養精蓄銳，獲得活力朝向明天新出發，度過充實一生的死，是下次生的希望出發。」軒軒已了無遺憾地邁向璀璨新生命，正如佛法所說，生也歡喜、死也歡喜。

池田大作先生從佛法的眼光指出，為了崇高的使命一同活下去，已不崩潰地愛互

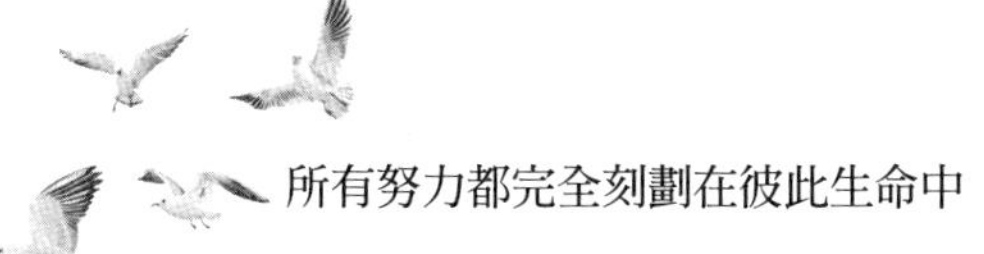

相連結的家人，永遠都會一同持續生命的旅程。

這段話給了媽咪無限的鼓勵與盼望。「軒軒，我們一定會再見面，用最美好生命姿態相見，媽媽要給妳一個大大擁抱，愛的微笑勳章。」

生命不滅，精神長存

一直以來，軒軒一再教導媽媽心的力量是如此偉大、不可思議，能跨越軀殼，遨遊天際，我們的心如浩瀚無垠的宇宙般，所思所想，都能超越身體限制，透過心來觸及。

軒軒呱呱墜地當刻，就以拼命的生命姿態在奮戰，帶領著媽媽，透過信仰挑戰生命的極限，創造生命無限的可能。她帶著強大使命來到世上，以凡夫之身在人間創造無數奇蹟，證明信念是有能量，心能撼動宇宙。遭逢困境之際，我們都確信會從宇宙中獲取源源不絕的力量，每天的唱題祈念就是我們自身的小宇宙融合在大宇宙中，汲取無盡的能源，這股力量能超越所有逆境且昇華為最高智慧與生命領悟。

池田先生詩句也告訴我們這件事情：

看不到的，不代表不存在！

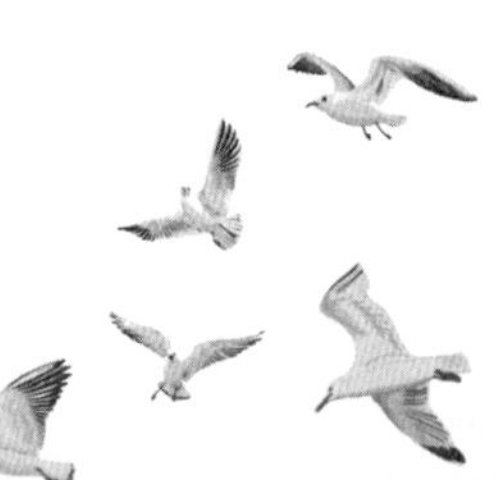

風看不到
但是 它渡過碧藍海峽 帶來泥土的芬芳
地下的種子看不到
但是 它時機一成熟 滿山滿谷百花綻放
心 也看不到
但是 它展開希望的翅膀 像風一樣自由自在飛越大海
妙法 也看不到
但是 只要點亮勇氣的光 幸福的種子一定會開出美麗的花

軒軒一生都在帶領著我，學習凡事用心著手，用心感受、用心覺知。最後，她完成今生使命，創造出生於人間的價值。雖然有形，看得到的身軀離開了媽媽，但是她還是透過各種方式來傳達訊息：「生命不滅，精神長存」。所以，軒軒沒有真正離開，只是轉化成另一個形式存在，只要閉上眼睛就能感知到她的存在，透過唱題，媽媽的心回歸到無垠宇宙中，就能再次與她連結，再次相遇。

當我思念軒軒，不捨、哭泣，悲痛不已時，最後總會感到一股暖流進入內心，撫慰著我，心情平靜些，翻開書本赫然看到一首歌的歌詞，是由新井滿翻譯自美國詩作「Do not stand at my grave and weep」。其中文歌詞為：

千風之歌（新井滿翻譯）

在我的墓前　請不要哭泣
我不在那裡　我並沒有長眠
化為千風　我已化身為千縷微風
翱翔在無限寬廣的天空裡
秋天裡我化作陽光照耀著大地
冬天裡我化作鑽石般閃耀的雪
清晨我化成鳥兒喚醒你
夜晚我化作星辰守護著你

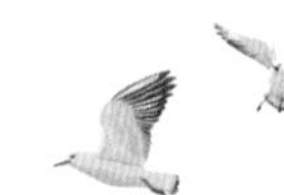
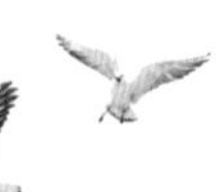

在我的墓前　請不要哭泣
我不在那裡　我並沒有死去
化為千風　我已化身為千縷微風
翱翔在無限寬廣的天空裡
化為千風　我已化身為千縷微風
翱翔在無限寬廣的天空裡
翱翔在無限寬廣的天空裡

軒軒，依然在媽媽身邊，還是在引導媽媽，告訴我繼續用心感受、用心感應、用心生活，心的力量無遠弗屆。閉上眼睛，她的身影、她的笑容，依然是如此清晰可見，所有的一切，我全然懂了，用心感知這世界，就能湧現更深層的愛，帶著愛再次溫暖這世界。

愛的感受

在整理軒軒所遺留下來的東西，發現她讀過一本書後所寫下的心得感想，以下是其中片段文章：

愛能夠溫暖人心，趕走仇恨。大自然孕育了所有的生命，即使受到重大困難、挫折或失敗，都可以從大自然中得到源源不絕的力量，再次重新出發。

愛給予很大的能量，這股力量能夠掙脫內在枷鎖，有足夠的勇氣去做改變，決心改變就能夠讓生命更加寬廣，有足夠的愛，即使遇到很大的困難，陷入懦弱的情境中，也能夠湧現勇氣做自己。

書中（附註1）有一段話：「人生有晴天，也有陰天。天氣未必永遠都是晴朗的好天氣，偶爾也會下起滂沱大雨。這時候，希望大家不要指著淋濕的人大笑，因該有為她人撐傘的雅量……」，人生有高潮也有低潮，我們應該將別人給予的愛，溫暖的傳出去，讓他們有勇氣去做自己，去挑戰他們的人生。

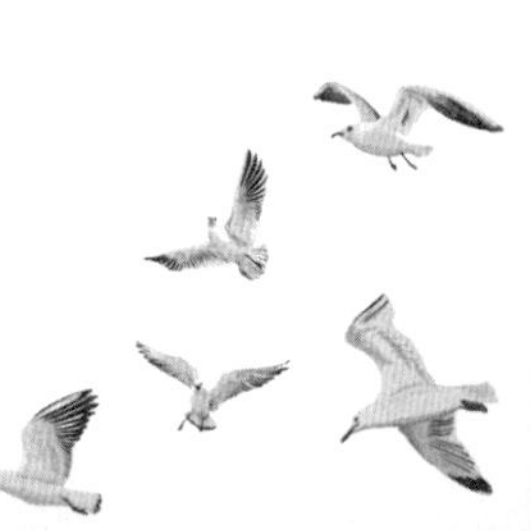

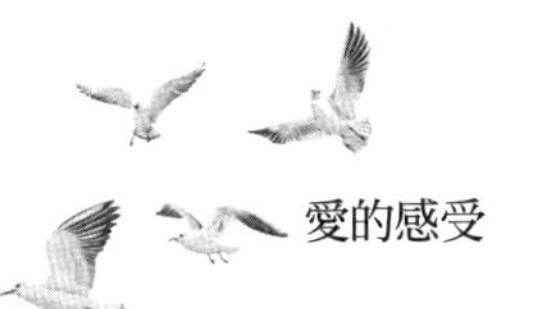

人不可能獨立生活，而是需要他人的協助與幫忙，抱持感恩的心，將得到的這份愛與祝福擴大的傳播出去，不僅創造了自己的價值，也豐富了自己的生命。

每個人都是重要的，也是世界上獨一無二的，沒有人可以取代自己，要好好珍惜自己的生命。

軒軒從小到大，一路上得到太多人的協助與幫忙，且在創價家族園地成長，有人生之師池田先生鼓勵及學會培育，讓她對愛的感受是如此深刻。

附註1：生日快樂，清木和雄，稻田出版。

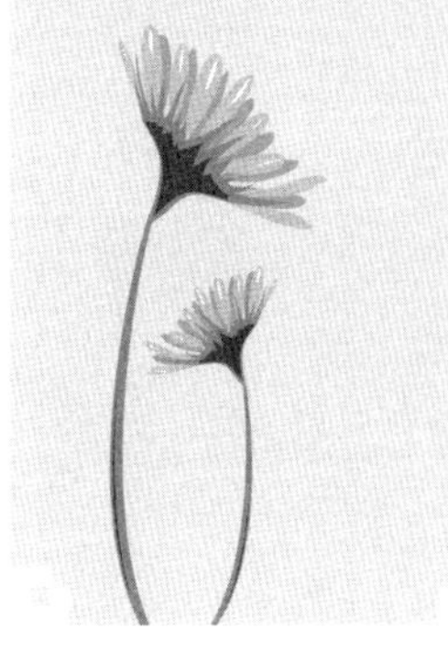

全新的生活

每當悲傷與失落感油然而生時，我就會看到軒軒所留下手錶。這隻手錶充滿活力滴答滴答往前走，瞬間仿若看到了軒軒的精神還鮮明展現，告訴著我：她依然存在，只是在不同時空，正活力充沛、明朗歡喜地繼續她的旅程。同時提醒我要繼續燃起生命的熱情往前走。驟然間，我感受到死亡並不是真正的結束，而是另一種全新的生活正在開始。

經過生死人間的歷鍊，使我願從心起，更加誓願要向人們展現生的價值，連同女兒那份生命的躍動精神，在媽媽身上加倍活出來，我要抱持一顆大無畏之心，繼續成長學習，為他人奉獻與關懷，走完自己的人生的旅程。

媽媽回到學會殿堂，接下從新出發的第一個使命是至善藝文中心的導覽，此次展覽主題：「我是油彩的化身——艷陽下的陳澄波。」

陳澄波克服生命種種逆境，一生懷抱著熱情與強大使命感，將生命歷鍊昇華到最

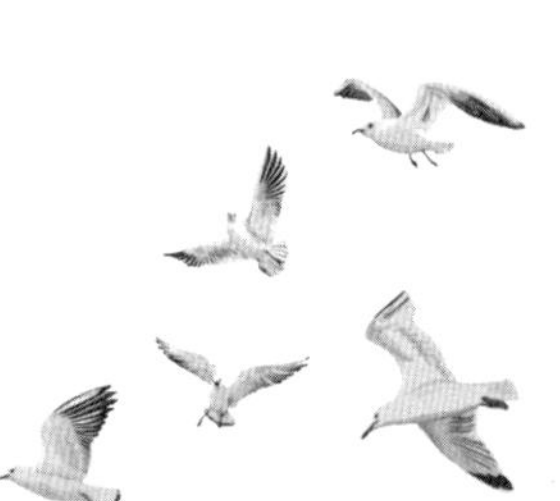

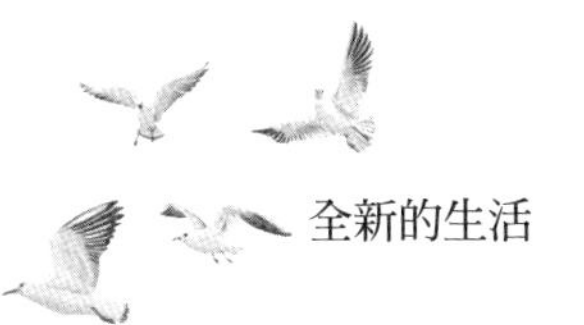

高境界，透過變化萬千、多元、豐富的色彩、豪放筆觸，揮灑出一幅幅感動、偉大及綻放炙熱生命力的作品，從畫作中展現背後生命靈魂的偉大精神，藝術光輝在生命中發揮得淋漓盡致。他將生命奉獻給藝術、臺灣這塊土地及培育後繼人才，生命短暫卻是波瀾萬丈。他如此酷愛油彩畫作，將自己比喻成油彩顏料，曾寫下一篇文章——「我是顏料」（附註1）

我是顏料。我不知道出生於何處，不知道什麼時候被一群人搬運到了某一間工廠。經過很多女工的手，我再次被分解，終於變成像原料的東西。自此我有一陣子不問世事，不知不覺間被搬進了機械工廠。在嘰嘰叫的噪音當中，我瞬間成了粉末。自此備受折磨，許多的同伴也成了犧牲者。在咖達咖達聲中，通過了長長的管子，落入水中，有些浮起來，有些沉入水底，也有些半浮不沉。勞工們低聲的說：「若不淘汰一些犧牲品，就無法達成我們的期望」我們聽完後都感到困惑了。接下來，有些被放入油裡加工，有些被放在水中加入糖分。然後開始進行錘鍊，有了黏性後變成一塊塊。

接著被塞進管內，再貼上青、赤、黃、紅等不同的名字。被放進箱子內送出世間，然後，美術家將我買下，一面仰視山景，一面將我們從管內擠出，厚厚的塗在畫面上。在美術展覽會場上擺出時，受到眾人的褒獎，「啊！真好啊！傑出的畫作，色彩真美！」在被稱讚為感覺很棒的畫作之前，我和我的夥伴們所受的種種辛苦，可不是三言兩語就可以形容的。

陳澄波最敬佩的偶像是梵谷，他常以梵谷自我期許，而在《梵谷傳》中也可看到陳澄波身影。書中有一段話也深深撼動了我，梵谷說：「當我畫太陽，我要使別人覺得它是以極大的速度在旋轉，同時還射出強力的光輝和熱浪。當我畫一片稻田，我要別人感覺稻草的原子是在向外衝突，向最後的成熟迫體而出。當我畫一顆蘋果，我要別人感覺那果汁正擠向果皮，而中心的果核還正向外掙扎，衝向成熟！」

這兩段文章震撼了我的內心，更深刻體悟到能交織出生命感動與美麗樂章，是在不斷極限挑戰、突破與創造中才能迸裂出燦爛耀眼、熠熠生輝的生命。

軒軒，所有的相遇，所有的發生都不是偶然，即使形體已離開，妳仍然引導媽媽，讓媽媽生命覺知推向最高峰。看到這兩位藝術家的故事，再次連結到妳，再次回想到妳的一生，還是讓我不自覺熱淚盈眶，妳讓媽媽學會真正的活著，用全生命、有感知的活著，同時領悟到生命是在過程中感動人心，結果如何已經不是這麼重要。

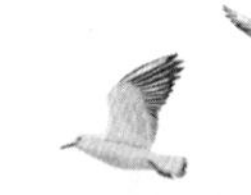
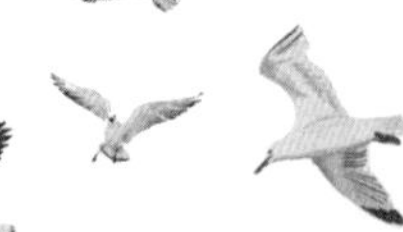

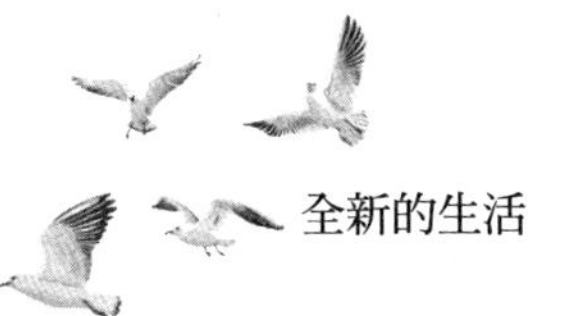

附註1：摘錄艷陽下的陳澄波，台灣創價學會

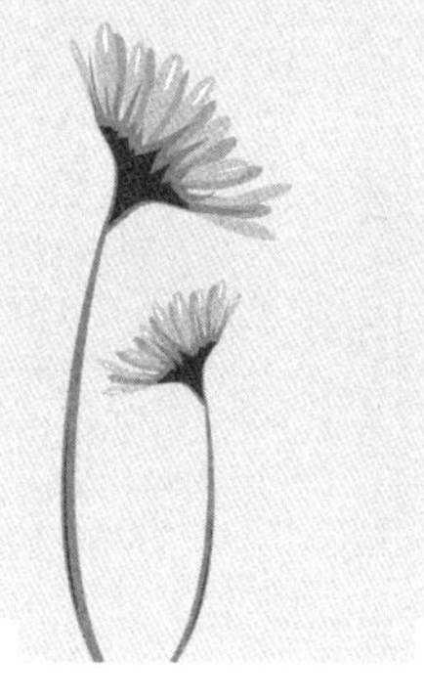

重回學校

這天，是女兒離世三個月後，我重回她日夜期盼的學校，她的班級，七二二班。

看到七二二班的同學們，讓我感到親切與溫暖，因為妳們與季軒是同學之間的連結，雖然軒軒未曾與你們一起上過課，卻收到七二二班同學滿滿的祝福與鼓勵，對季軒來說是一件幸福與開心的事，每一句鼓勵都帶給她無限向前的動力。雖然季軒是在家教學的學生，每天她很認真訂定課業的進度，祈念在下學期回學校上課。收到了同學鼓勵的海報，讓她更想與同學認識、一起學習。

我原本希望要帶季軒一起回到班上上課，但在今年一月二十九日，她完成了今生的使命，心裡很感傷，但仍感謝老師與同學給李媽媽這機會，讓我代表季軒見見大家及謝謝你們對她的愛與祝福。

我想藉這個機會告訴大家，一位平凡的女孩不平凡的生命故事。

季軒在她的人生旅程中，遇到很多困難，卻未曾放棄過自己，總是抱持希望，不

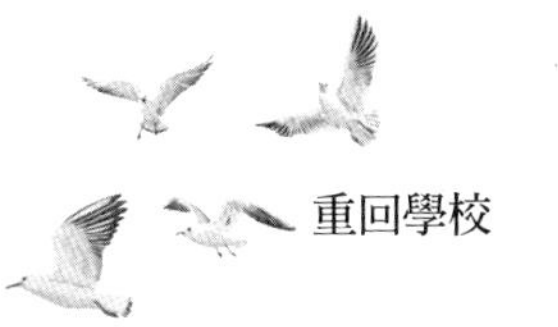

斷與生命極限挑戰，在這當中創造了很多生命奇蹟。季軒的離開，讓我對生死有更大的覺知與體悟，曾經是如此深刻面對死亡，知道了死亡，就知道如何活，如何度過這一生？創造自己最高最大生命價值，不僅為自己，將自己生命擴大，更為別人的幸福而活。

季軒留給同學的禮物，是用她的生命來告訴我們，每個人都是一顆耀眼璀璨鑽石，都有任何人不可替代的使命，這就是各位存在的價值。所以，不管今後遇到多大困境與挑戰，絕對不要退縮，抱持希望勇氣往前走。而且「櫻梅桃李，各有各特色」（附註1），不需要與別人比較，你們每一個人都是這世界上獨一無二的，來到這世間，都負有獨特的價值完成，擁有任何人無法取代的使命。現在你們的學習都是為了充實內在，儲備實力，遇到的困難都是對自己生命的一種鍛鍊，所有一切都是在裝備自己，因為自己成長了才有能力服務更多的人，愛更多的人，創造這一生更大價值。

不僅為自己，還能為別人幸福奉獻，這是最偉大的人格。因此，不需要為學科分數斤斤計較，所有學習都是為了讓自己生命更加豐盛，上天賦予每位同學天賦，去發掘自己的興趣，確認自己人生目標，創造自己生命最高價值。

附註1：此句原文出自御文：「不改櫻梅桃李各各之當體，開見為無作三身。」不改變櫻是櫻，梅是梅，桃是桃，李是李原本特色，而是不造作，如實展現自己原本具有的面貌。

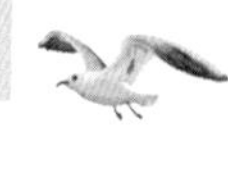

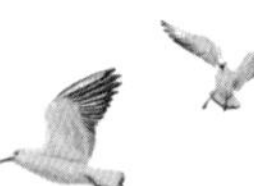

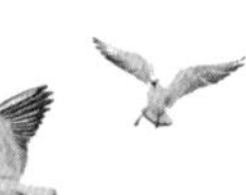

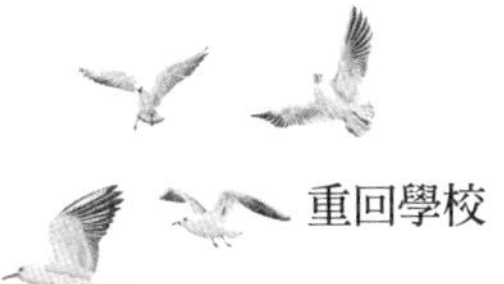

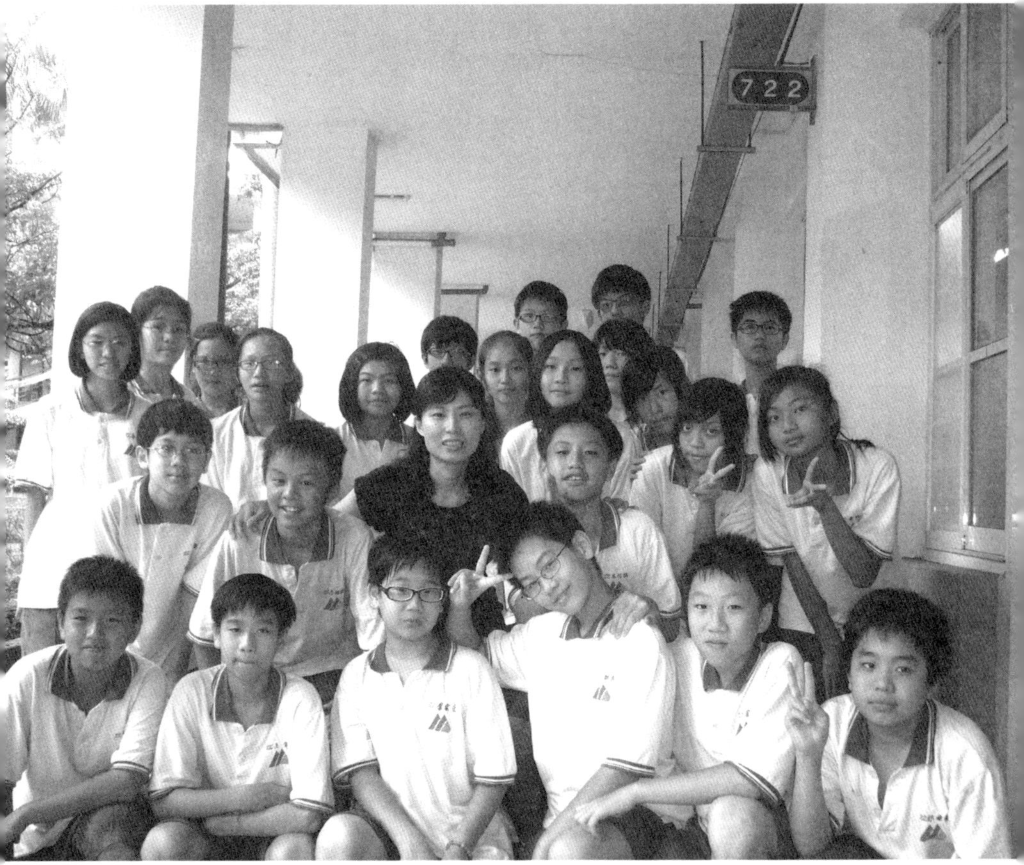

每一位小孩都有他神聖尊貴的使命。孩子，展翅高飛吧！你有別人無法取代神聖任務。與722班同學合影。

相遇於新世紀合唱團

女兒奮鬥的身影永留存在我心中，我帶著這份精神努力生活，告訴他人，在這一生盡情展現自己生命，創造自己生命價值，走在無能取代、唯有自己完成的使命之道，在自己生命舞台上發光發熱。

十月，我回到軒軒熱愛的新世紀合唱團，代表軒軒向相處多年共戰伙伴道別與感謝，也將她這一生奮戰精神鼓勵合唱團孩子們。自認為心情已準備好面對這群孩子，但一到那平常練唱房間、走廊、唱題室，處處都是她曾經認真活動、走過的痕跡，每個地方都浮現女兒的身影，淚水已在眼眶中打轉。

當天是13、14屆畢業生歡送會，每位天真可愛的孩子邀請父母親來參與這份屬於他們榮耀與歡喜日子，老師、大姐姐、每位家長是如此開心、祝福孩子向另一階段人生起航，我的女兒軒軒卻已完成今生使命，從此生畢業回歸宇宙邁向另一新旅程，此情此景感受是如此深刻，眼中淚水再也止不住滑落。

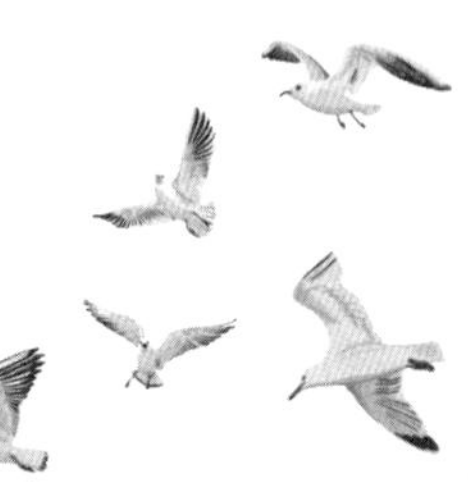

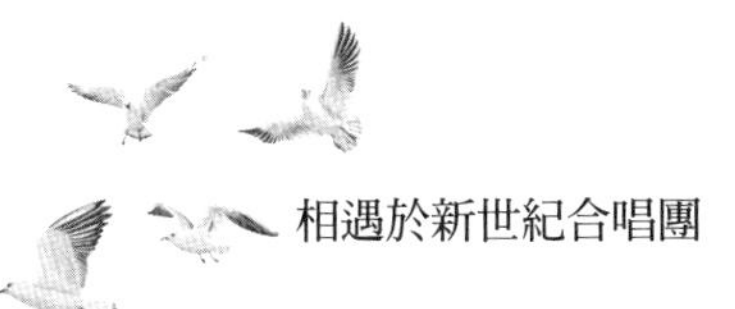

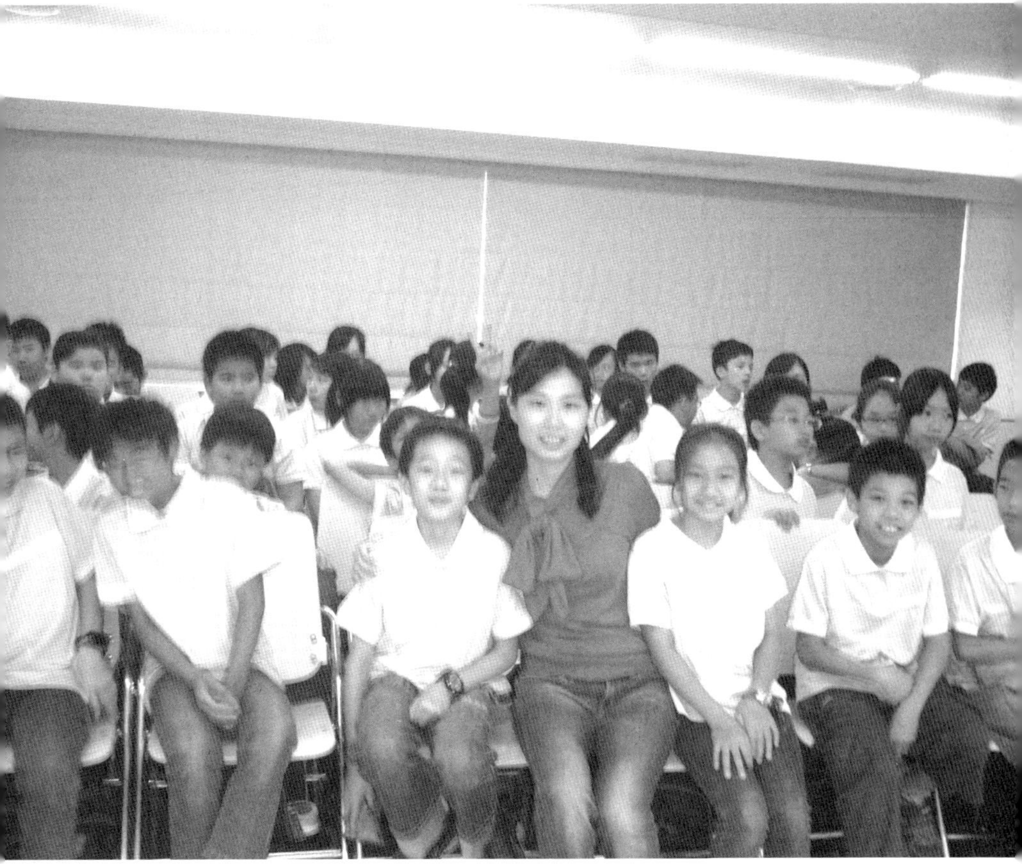

帶著軒軒的精神與新世紀合唱團小朋友合影。

當下我感到軒軒精神與我同在，彷彿圍繞在我身邊，力量全湧而出，告訴孩子們，今後不管遇到任何事情、任何困境，始終肯定自己、相信自己，每個人都有任何人無可取代，唯有自己才能完成的使命，要勇敢展翅高飛、完成夢想，展現生命、創造價值。

軒軒精神彌漫在這空間，此刻，我與這群孩子生命與生命彼此交融，我們都流下了淚水，但不是悲傷，而是對生命的感動，希望軒軒的生命故事能在這群小朋友心中留下深刻美好的記憶，這份對生命的熱情與感動，在他們未來人生旅途中遇到逆境時，能鼓勵自己並且從內心燃起超越的一股動能。

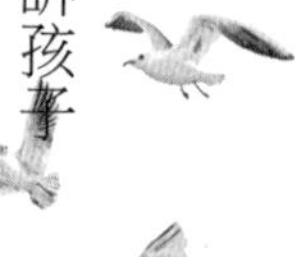

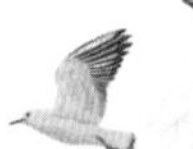

展現佛的精神極致

池田先生曾援引大乘經典《維摩經》的一段故事，闡述哲理：

有次維摩詰生病，文殊師利前來探訪，問：「你怎會生病？」，躺在病床上的維摩詰答道：「一切眾生生病，所以我也生病，如果一切眾生的病消除，我的病也會消除吧！」「菩薩的病來自大慈悲。」

這故事說出菩薩精神的極致。視所有的人苦為己身之苦，與其同苦同超越，為此，刻意展現生病的姿態。佛法說「願兼於業」，意旨為了拯救他人，自願出生在這惡世與宿業奮鬥，並透過自己的生活方式、行為舉止，教導人們佛法的偉大，生命尊嚴、與廣大浩瀚無邊的可能性。只有此人才能拯救的人必然存在，對此人來說與當前疾病奮鬥，展現最高精神鬥志的生命姿態，就是一生成佛，用己身生命向他人做最高示範，鼓勵苦難中人們，這是崇高使命奮鬥。（摘自《和樂新聞》）

一天清晨，我接到正因文化公司副總編電話，告訴我一位來自南非華僑

（Pauline）特別買了一隻獅子玩偶要送給軒軒，因為她第一、第二次換肝的生命挑戰故事鼓勵了Pauline及很多南非華僑會員，雖然當下得知軒軒已完成今生使命回歸宇宙，但她還是希望能將此獅子轉交給我。獅子是南非的象徵，牠是行走在大地無憂無懼勇者的化身，同時軒軒的奮鬥姿態鼓勵了當地一位母親，她的孩子一出生就發現罹患嚴重的心臟病，小小身軀插滿管子躺在加護病房，徘迴生死邊緣，軒軒的故事讓這位媽媽燃起希望，即使面臨如此苦難仍鼓起勇氣往前行，最後她們超越了。如今小孩恢復健康，活潑可愛，展現了生命的韌性與無限可能。

當地的雜誌刊登了她們的故事，鼓舞了很多人，讓我很感動，也很欣慰，軒軒沒有白來這一遭，這一生的高度挑戰都轉化成豐富彼此生命，創造此生最高價值。這份價值與意義不會因她的離去而停止，她的精神連同漣漪般繼續擴大鼓勵正在受苦的人。同樣的，Pauline帶來這段南非故事也安慰了我、鼓勵了我、溫暖了我，愛有迴旋效應，我付出愛，愛最後回到我身上，我鼓勵別人，別人也鼓勵了我，愛是在付出與回饋中彼此得到成長。或許是女兒藉由不同人、事、物告知我：生命不在乎長短，而是如何活著、如何創造，所有苦難都將昇華為對生命的美好與感動。

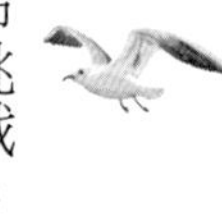

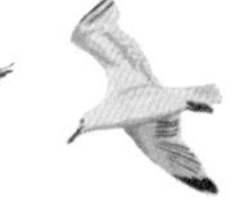

一位青年的回信

當心能靜下來，用平靜之心來面對生活週遭，就能感受到宇宙之神佛或軒軒一直透過不同人、事、物給予我很多鼓勵與安慰，告訴自己所有的努力過程都沒有白費，一切都有宇宙最好的安排與意義。與Pauline見面後，當時在場的一位青年寫了一封信給我，信中的一字一句像似佛與我在內心深處的對話，這些話語讓我不再感到孤單，不管遇到在大困境或失落悲傷，宇宙之神總是與我同在，不忘提醒我自身就擁有無限力量、慈悲無邊，鼓起勇氣繼續往前走。以下是信件內容：

張姐，您好：

很高興今天您能夠來我姨媽家，跟我姨媽、Pauline阿姨暢談佛法，也歡迎下次再來。

今天聽到您說當您女兒走的時候，是雙手合十的，這讓我很感動，我相信她當下是以佛的姿態離開的。相信您也聽過，我們人的臨終一念是最為重要的，因為這臨終一念是會直接跟來世的開始所相連的，而她是以佛的姿態離開的，大聖人也會帶著滿滿的神佛，親自駕著大白牛車來接她，等到下一個適當的時機點到了，她就會回來繼續下一個地湧菩薩的使命。

很多人對於信受了妙法卻又面臨親人的死別非常難過，也會責怪妙法沒用或者御本尊沒用。我知道您不會這樣想，因為這樣想其實也沒有多少意義，反而容易因為這種觀念而斷了自己的佛種。

從佛的角度來看，生命是持續的生與死的輪迴，一切的一切只是短暫的，有如過眼雲煙，唯有佛的生命才是永恆的。

其實在看完您之前在《生命的光采》所分享的體驗，我就覺得您跟您女兒非常勇敢，以對抗這麼需要勇氣，需要熬過長時間折磨的「業」，來驗證當一個實際的地涌菩薩，這不是平常的人所願意的。從這點也看到了您跟您女兒的宿緣深厚，這是從源初就一起為這佛法付出的深厚因緣，因此也可以看的到，您跟您女兒在未來的時空中也還將繼續為了其他人的幸福而展現出佛的姿態。

每個地涌菩薩來到這世界上也就這短短的幾十年，然後就需要一切重來，這就是

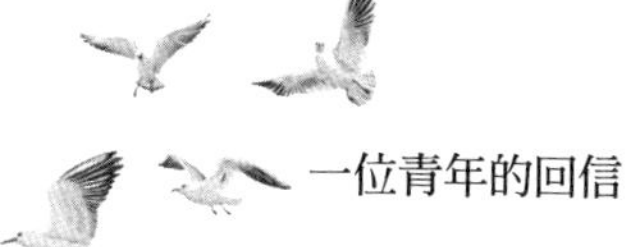

佛才有的慈悲心，這些都是為了那些尚未接觸到妙法，尚未獲得阿耨多羅三藐三菩提的眾生所做的無悔的付出，而自己也將一次次的加深自己對大聖人佛法的認知、了解，使自己常處寂光之空。

衷心祝福您跟您的家人，我們一起為您女兒祈念，希望她盡快再跟您們家續緣，下一次當個不同使命的地涌菩薩。

耀德

朝向來世燦爛的出發

即使在狀況最不好的時刻，軒軒還是以拚命努力姿態奮戰到最後一刻，她以合掌代表所願滿足及感謝來結束此生，除了不捨也留下很多令人感動與美好畫面，就像落日餘暉的夕陽。

美學老師蔣勳曾對夕陽有著深刻描述：「黃昏時刻，我們面對夕陽，看到每分每秒燦爛的變化，在這個燦爛的夏季，白天陽光艷麗。但是白日將盡，他要把生命最燦爛的部分，在入夜之前，做最美的綻放。」夕陽之光是太陽在一天當中最燦爛耀眼，色彩的豐富每分每秒都在變化如同繁花盛放，尤其在沉落海面時刻，宣告白日的終了，展現最燦爛之姿，最後告別，有如死亡之前吶喊，美到讓人心痛，美到了極致，在生命最後時刻釋放出所有能量（附註1）。所有的畫面，所有的字句都敲動著我的靈魂，強烈感受到，軒軒努力活出自己生命極致時所留下豐富的經驗，這一幕常讓我感動到熱淚盈眶。

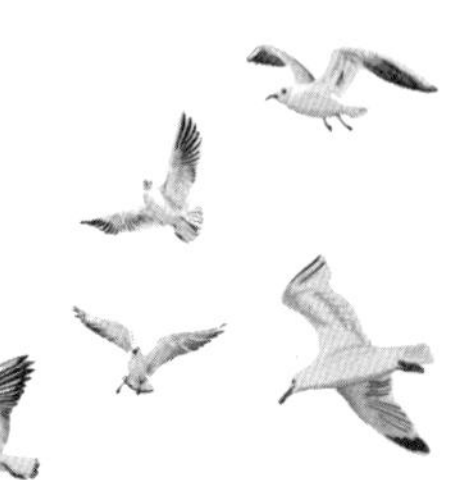

夕陽之光，燦爛耀眼，染紅整片天空。就在一天的最後，做最燦爛反撲。

池田先生也從夕陽看到人的最高生命，以下是節錄池田先生的文章：

我曾看過被譽為「世界最美」的馬尼拉灣夕陽，沉落在海平線上，染紅整片天空，海面如黃金般閃閃發光，美麗莊嚴的情景，宛如一幅名畫。美麗的夕陽，保證明日早晨的光輝旭日。對活在三世佛界生死的我們而言，臨終正是朝向來世燦爛的出發。

這段話語有如暖流般溫暖心田，我深深體悟到，軒軒是用生命投入在每個當下片刻，她將所有努力、奮戰、學習、成長濃縮在這14年中，將生命發揮到最極致，在生命終了那一刻畫下一道絢爛耀眼彩霞而消失在遠方盡頭。雖然凡夫肉眼看不到，但以佛眼觀看，相信她只是短暫休息，如今已蓄勢待發，充滿生命力、活力與朝氣向明日之光啟航，有如朝氣蓬勃的黎明旭日，讓人感到生命喜悅、希望與美好。

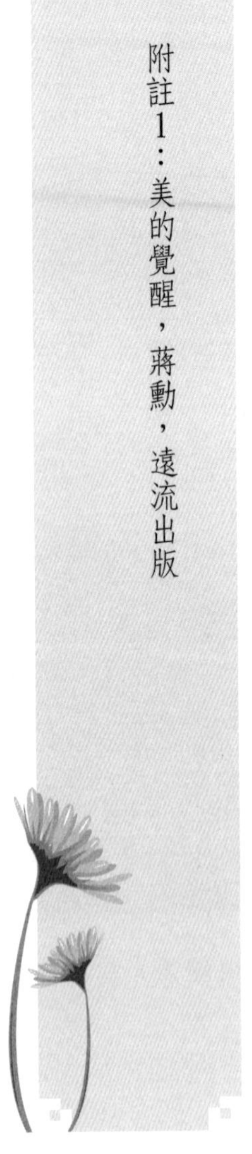

附註1：美的覺醒，蔣勳，遠流出版

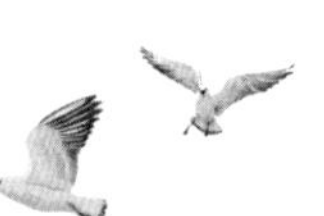

看見那完美

孩子的到來，徹底翻轉我的生活，讓我從一個無憂無慮、稚嫩無知、安定平庸日子，轉向那深邃生命的探索。孩子，是妳觸動了我的生命，開啟了我此生真正的生命之旅，先前喪失的一切，今日得以尋回，如今盲眼因妳而可開啟視野，這一路上，妳用生命將我帶到這裡，雖然，妳已經遠去，但我全然知曉我是誰，以及我為何在此，你給我最大禮物是讓我學會愛與奉獻，更給了我實足勇氣，教導我今後要如何而活。

妳帶著一份艱難使命來到人間，從妳呱呱墜地那一刻就拚命在奮戰，勇敢挑戰迎面而來課題，每一次任務都來得如此兇猛與艱巨，但妳總是一一超越，每超越一次就加深一次的信念，苦難沒有澆熄妳對生命的熱情，反而更燃起熊熊的希望，向世人展現無畏的勇氣、生命力及韌性、創造了奇蹟，那勇敢的生命姿態震撼及感動無數多的人，教導我們生命中最寶貴一課。

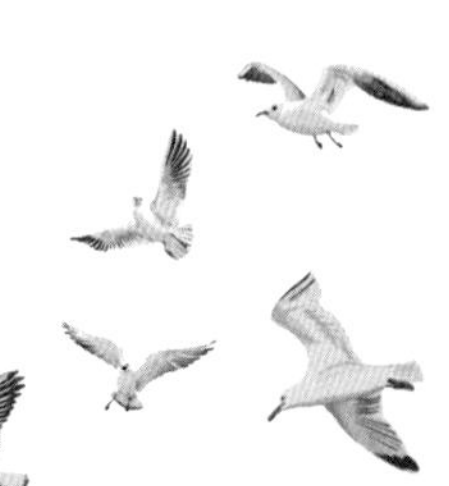

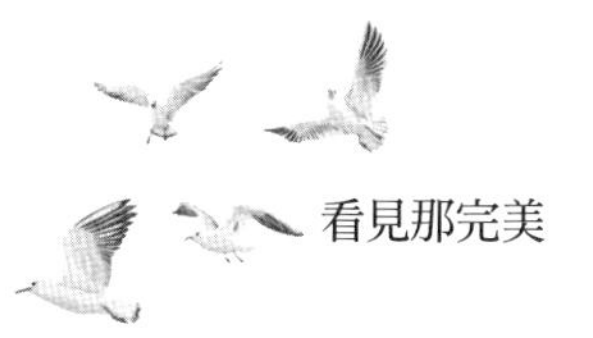

歷經16小時的第二次換肝後，醫生說妳撐不過一星期，隨時都會離開我們，當時的妳實在太痛苦了，後面還有更多困難接踵而至，妳原本可以灑脫離開，但為了媽媽活了下來，妳知道我還沒能力承受妳的離去，忍受所有苦難，為我展現強大生命與意志力，讓生命再次重生，你每天更是認真努力生活，將生命揮灑得淋瀝盡致，不斷帶領我成長、豐富我的人生。妳鼓勵媽媽再生一個小孩，也陪伴我迎接妹妹的到來，等到妹妹會走會玩，媽媽也更獨立成熟，等你安頓好家裡一切，你才選擇離去。此刻，我看見你在這人生戲劇中展現更大目地、更大意圖，包含在這生命過程中所經歷苦難、人生最大悲傷，都在我面前如此清晰展現更高生命意義。

螢火蟲在成蟲時期只維持20天短暫生命，這期間牠極盡散發身上光芒，漫天飛舞點綴在幽暗的叢林裡，更添夜色光彩，牠身上的亮光讓世人發出驚奇的讚嘆。萬物皆如此奧秘，花兒也不在乎生命短暫，總是極力綻放美麗身姿、散發氣息，引來蜜蜂蝴蝶爭相採蜜，人們也欣賞到那美麗迷人的風姿，宇宙萬事萬物都是認真展現她們生命之美。孩子，妳生命短暫卻是臻於完美，妳極力散發生命光與熱，展現了自身存在的光澤色彩，讓我看見生命美麗與感動。

孩子，妳堅強奮戰的身影深刻烙印在我心裡，在人生路途上充滿對妳的懷念與感恩，妳用生命姿態一直提醒我要不斷努力學習與成長，鼓勵幫助更多的人，現在我也回到碩士學分班的心理輔導所繼續進修，充實自己裝備更大能力來幫助更多的人，讓更多人獲得幸福。

在生命的最後階段，妳頻繁進出醫院，告訴護士阿姨妳是來實習，希望以南丁格爾為標竿，將來成為一位溫柔體貼、撫慰人心的專業護理人員。我們鼓勵妳考進離家裡最近的北護，妳卻來不及長大，實現願望，而媽媽在沒有任何計畫與安排下，憑著一股內心衝動進入北護生死輔導所念書。踏進北護校園剎那，淚水從我臉頰慢慢滑落，憶起所有種種記憶，妳的夢想在我耳邊盪漾，媽媽像似帶著妳的精神一起完成你未完成夢想，我將以雙倍的努力來認真學習，用雙倍的熱誠為別人奉獻。儘管妳已離去，但我們的靈魂並不會分裂，我們的精神是合而為一，繼續一起成長，即使是兩個靈魂，也牢固得如同圓規兩隻腳，妳是那固定的腳，立定於中心，我像那遊轉的針腳，妳的堅定、你的精神，讓我畫成圓，使我回到出發起點，在人生路途上永不迷失，很清楚明確知曉我今後的使命之道，你為我生命帶來的變化，永不終止。

孩子，我們的關係永遠不會結束，雖然在兩個不同的時空，但心相繫、愛長存，

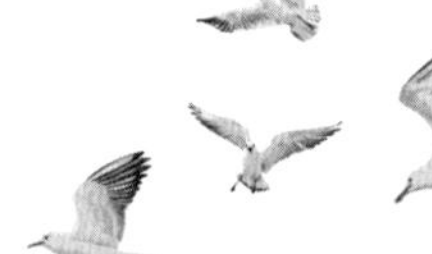

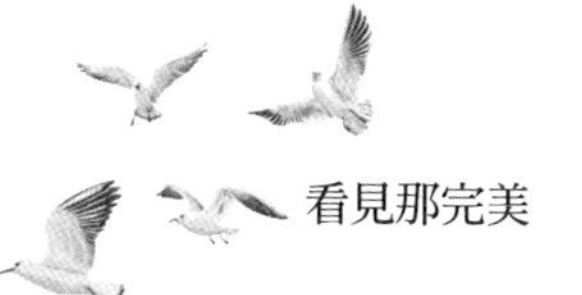

無論何時你的精神與我同在，我的前進就是妳的前進，我的成長就是妳的成長，我倆旅程會永遠在一起，我們在不同時空繼續成長與等待，日後一定會以最美好生命姿態再相見。等待那一天到來時，我們將雀躍般歡喜、相擁相吻。孩子，我們會再相見，我要認真努力活過生命每一天，等相見那日，我要大聲告訴妳：孩子我與你同樣活過生命精彩的每一刻，永無後悔。

生命等同宇宙般浩瀚

有天，我觀看「從地球看宇宙」影片。鏡頭從所在位置飛向天空，穿過地球，從太空中俯瞰地球，在無垠宇宙中，藍色星球綻放燦爛光芒，看到地球之美，沒有國與國之間界線，大家不分彼此完全融合在一起，那種共生與和諧，完全沒有妳我之分，呈現寂靜的感動。之後進入太陽系，每個星球按照自己的速度在軌道上運轉，恪遵宇宙規則，不破壞其它星球軌道，之後超越光速離開太陽系，進入深邃黑暗寂靜宇宙中。經過無數不知名字大大小小星球，在宇宙中每分每秒都有星球在誕生、在改變、在成長，我們置身在寂靜黑暗、浩瀚無垠宇宙中，那裏沒有方向，沒有位置，沒有時間，沒有競爭，沒有誰是第一名，之後再回到地球，看人類，看自己是否也一直在改變與成長，還是一直在與人競爭、與人爭權奪利，是否每天還在煩惱許多瑣碎小事。人類在宇宙中既渺小又偉大，渺小得從太空中看不到我們，卻能夠成為自己生命中主宰而偉大。

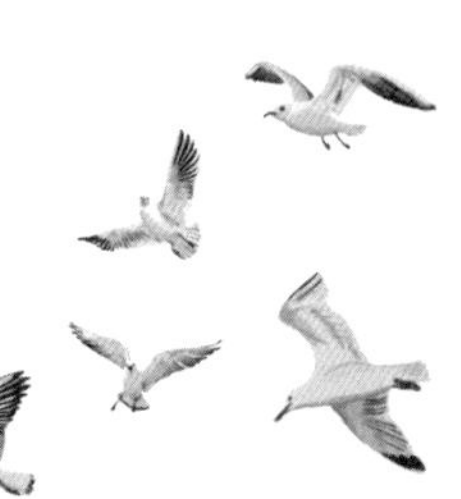

科學家發現，外太空存在無數個銀和系，而太陽系所處的星系，是一個由一千至四千多億顆恆星、數千個星團和星雲組成的棒渦星系統，這些星星在經過無數次反覆生死，才有生命的誕生。

此刻，我感受到天上的每一顆星星就代表每一個人、每一個菩薩，而女兒就是普賢菩薩。如同普賢金星，她就像天上一顆閃亮星星落入凡間，完成她偉大使命，當神聖任務完成，再次回到宇宙，繼續她另一階段的旅程。

池田先生也闡述：「大海的一滴水，包含著一切河流的水；一個人的生命中，流貫著整個大宇宙的生命。我們每一個細胞，也脈動著大宇宙的法則。」、「人是一個大宇宙」、「人要成為自己的主宰」，其生命之偉大與永恆性，也是一首「我的生命等同宇宙大」的讚歌。

軒軒，啟發了我，經過生命的歷鍊，讓我看世界的眼光與角度不同，我的感觀、感受、生命境涯、心的包容度，已被提昇與闊大，宇宙萬事萬物蘊含生命真理。真理不需外求而是在心裡，宇宙、大自然、隨處隨地都給我們無限感動。軒軒離開後，我隨時仰望天空，看那多變雲彩、雨後彩虹、希望朝陽、落日餘暉夕陽、無數星星、幻化月亮、美麗寂靜的夜空……，透過浩瀚般宇宙遙寄思念。女兒化身冥合在天地宇宙萬物中，我抬頭望向天空，嬌小的身影清晰可見，感覺她就在至高點看著媽咪，看不見的繫絆與連結緊緊相繫。

一望無際的大山大海、一樹一木、一花一草、蟲鳴鳥獸，都給了我深刻的體會與感動，是軒軒打開了我的五官五感，讓我用心接觸這世界。

曾聽蔣勳述說一段有關梅花深刻記憶：「有一次在冬天，登上高山，就在山頂，聞到一股特別奇特香味瀰漫在空氣中，一時無法分辨出這香氣，詢問隨行專研植物朋友，為什麼在這麼冷還飄著雪高山上，還會傳來這樣清香味？朋友回答是梅花香味。於是，我們開始在山裡尋找，走了很遠的路，後來發現幾株年老的梅樹，枝頭開了稀疏幾朵小花，並非花團錦簇。我無法想像剛剛所聞到香味，是由距離如此遙遠的幾朵花散播開來，讓我感到非常驚訝。我請教學植物的友人，梅花香味怎能傳送這麼遠？他告訴我，在這麼冷天氣，蝴蝶蜜蜂都不見蹤影，傳播花粉是件多艱難的事。如果沒有這樣香味，昆蟲怎會找得到？雖然以科學角度解答此問題，但我深入想著，要在這惡劣環境下延長生命、擴大生命，梅花為了完成此不可能任務，所以從生命奧底激發出這股堅韌超越能力，將香味釋放到其他種花都無法達到狀態。我開始覺得所謂的美，其實是因為它呼喚起我們生命非常底層那努力想活下來的記

憶。」（附註1）

這些話語字字震撼心房，勾起我深刻鮮明的記憶，我想起軒軒，她的精神就如同梅花般風骨凜然，在那艱難環境中絕不妥協，依然堅持、認真努力姿態，淬煉出生命最高境界，激盪出生命最深層的美。她奮鬥的身影與宇宙萬物連結，處處給我很大的啟發，常讓我熱淚盈眶，沉睡的感官因而重新甦醒，感受到大自然裡，如同莊子所說「天地有大美而不言」，處處都是我們可以領會的智慧。

附註1：美的覺醒，蔣勳，遠流出版

生命再造之父——李伯皇教授

佛家重視人與人之間緣分，我們這一生所遇到、接觸到的人，都早就安排好了位置，依造緣分深淺有程度上不同關係。以此角度觀看，人的相遇絕非偶然的，這當中都伴有深厚因緣，尤其在陪伴女兒過程中更有深刻感受。

我孕育軒軒的生命，讓她來到人間，當面臨生死存亡之際，是台大移植外科主任李醫師，在適當時機出現，讓軒軒有兩度蘇生，是上天藉由李醫師的妙手延續了她的生命。對我們來說，他真是一位佛菩薩、佛的使者，與李醫師的相遇可說是一段深厚的宿緣，在這中我們創造無數感動的生命故事。

回憶整個就醫過程，我們經過幾家教學醫院轉介，最後帶著重大疾病的女兒，心懷惶恐來到台大醫院，當時稚嫩、年輕、也未曾到過大醫院的我，正處在擔心、緊張、恐懼的狀態下掛了門診，走進診間，看到李醫師和藹慈祥的臉龐，所有不安在瞬間完全被平撫，他平易近人態度，軟化了我們多日以來的壓力緊繃，擁有如此高

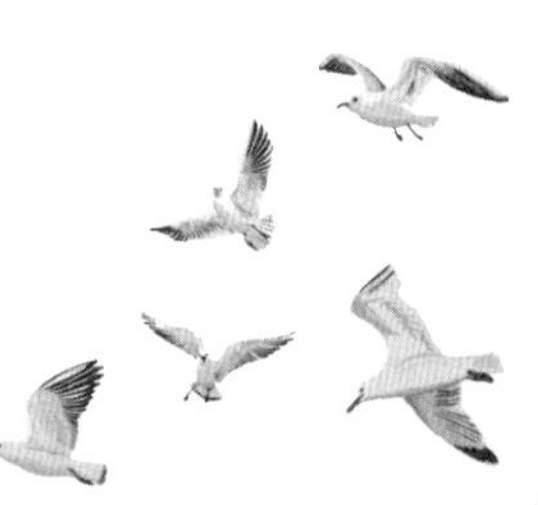

超醫術的名醫，卻絲毫沒有一點傲人的架子，可說是一位德性與醫術並重、仁心仁術的醫師，全心全意為病人付出所有時間與精力，是很多人的救世主，也讓很多家庭獲得重生。

依當時軒軒的條件根本無法接受肝臟移植，但我總無法眼睜睜看著女兒遭受病魔凌虐而置之不理，在數度懇求與拜託下，李醫師被我的真誠所感動，首肯進行這項超級任務。

手術前夕，他特別撥出時間與我的家人召開會議，顯示他對這次手術的重視與謹慎。進手術房前，他還特地到我身邊，拍拍我的肩膀，告訴我：「請放心，一切就交給我們。」這句話如同一股暖流般趕走原本緊張與不安的心，那一刻內心充滿對他無限感恩。術後，李醫師提醒我有機會就多抱抱小孩，肌膚之親是一帖修復身體良藥，出院後，並留給我名片，表示有任何狀況隨時與他聯絡。

第二次換肝，長達18小時手術，不管對病人或醫師都是一場耐力的考驗，當李醫師走出手術房，散亂待整的頭髮，在未開口告訴我手術狀況時，我已經知道那是一場極為艱辛的戰役。等小孩轉到加護病房，家人暫時回家休息，李醫師再回加護病房探望軒軒時，已是凌晨兩點多。當天一大早六點多，他又到ＩＣＵ看孩子，他的學生常說老師的睡眠時間平均只有三個小時，對老師驚人的體力，他們自嘆不如。

在ＩＣＵ那段日子，我常看到李醫師親自為軒軒換傷口、敷藥，這些瑣事原本是護士的工作，他卻一一親自代勞，在我眼中看到李教授是用生命在醫治病人的生命，軒軒也如同他所孕育、創作出來的生命，在每個過程中，極力用心與呵護，他是如此珍惜每一位病人，用全生命付出所有。

李醫師的親切就像我家中的長輩，我曾兩次失控，在他面前嚎啕大哭。一次是在軒軒11個月大，那天我已插上鼻胃管，正準備進入手術房進行活體肝臟移植，不料李醫師匆匆進入病房，告訴我取消手術，當下我情緒崩潰，淚水如同江流滾滾而來，他也急忙給予我安慰，後來得知取消原因，是之前另一肝臟移植女孩還在發燒未脫離險境，他必須密切注意與觀察，從這裡更可看出他做事的謹慎小心及對病人的負責，也尊重每一位病人應享有醫生全心照顧的權利。第二次失態是為軒軒辦完追思會後回到醫院，特別感謝李教授一路陪伴與協助，看到他就如同看到軒軒，所有記憶如同跑馬燈般在腦中一幕幕快速浮現，李教授、軒軒、我在世間曾是一起共戰伙伴，我們共同超越種種困難，創造生命的奇蹟、體會生命重生喜悅的滋味。如今少了軒軒，所有一切都已成為永遠懷念的記憶，李教授如同長者，抱著他，我的

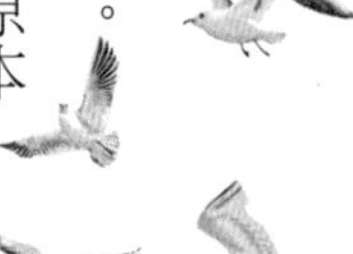

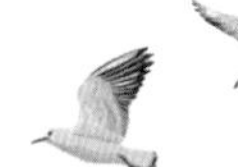

淚水再也止不住，他謙虛回應我，整個過程他們團隊會好好省思，如果再移植只是幾年壽命，是否值得進行此手術。這對我來說，已不重要，我由衷感謝李醫師給了軒軒兩次重生的機會。生命長短不重要，而是在有限生命中我們創造、體驗、展現了生命，我們深刻咀嚼每一次活著的滋味，苦痛伴隨甜蜜與幸福，軒軒已精采活過，她的故事也影響著很多人的生命，我想這是生命所蘊藏的真正精髓。

這一路上要感念的人很多，除了李教授外，還有小兒腸胃科張美惠主任，他們行醫精神、視病如親的姿態，也培育出一批批優秀的醫師，例如何明志醫師、倪衍玄醫師、陳慧玲醫師、吳嘉峯醫師，都是一群擁有強烈使命感、熱情、奉獻的醫師。對於他們一路上的協助與幫忙，懷著無限感激與感恩，所有事件完成都是由各方面互相成就、互相效力，因為他們的認真與用心，讓我們與軒軒渡過甜蜜時光，一起探索、成長、發現生命，編織場場感動與美好的生命樂曲。在此，深深感謝你們。

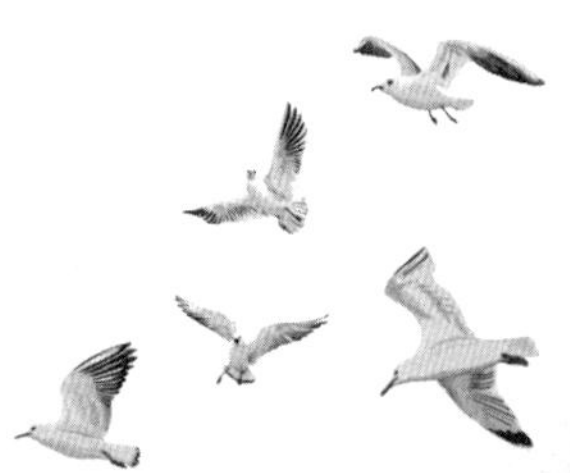

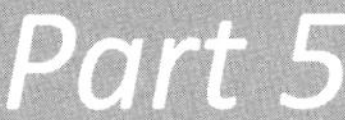

Part 5

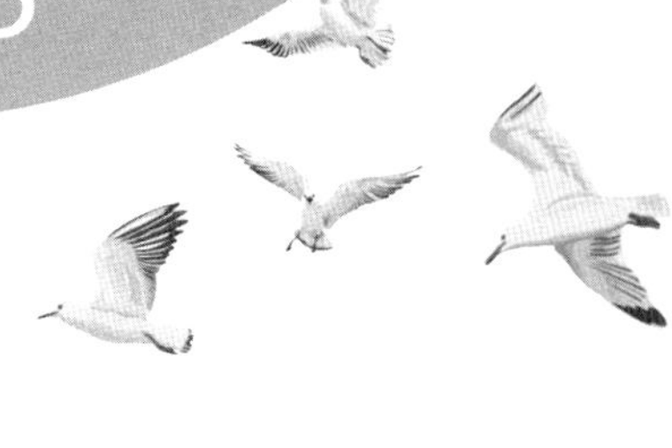

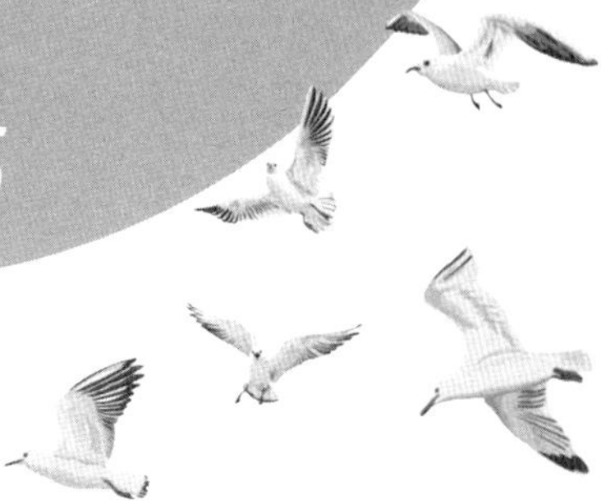

老師寫給軒軒的信

謝謝妳為我們帶來如此美好的回憶也讓我體驗了人性中最純淨、純粹美好的靈魂……

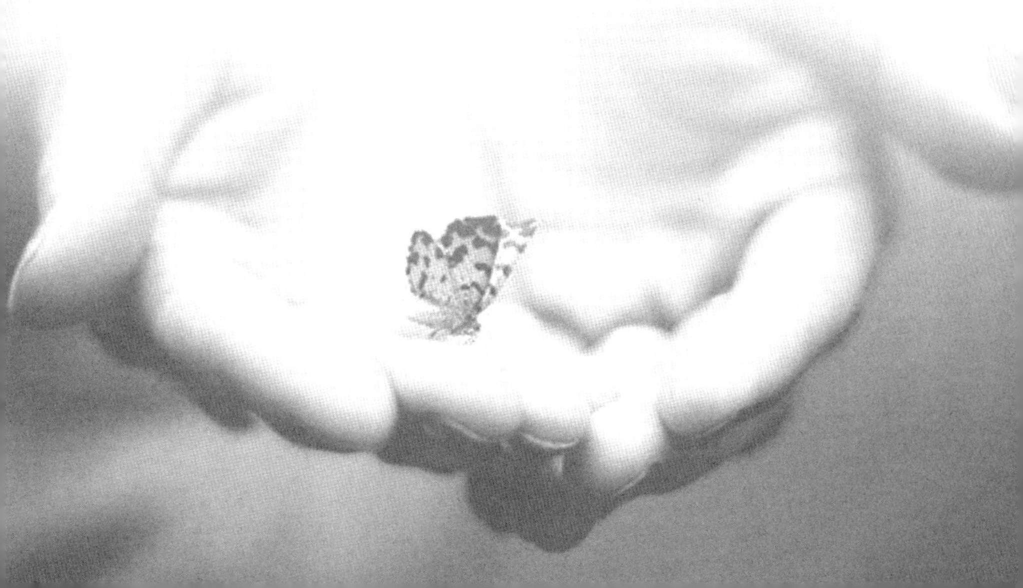

詹老師給軒軒的一封信

軒軒：

面對不知道的事，害怕是自然的，春去秋來，花開花謝，日、夜、晨、昏，都是自然的換轉，你沒怕過，所以再來的也是自然的一部分，不要怕，不要擔心，你是最讓人心疼的天使。有一首詩說：生命是一條極彎曲的河，我們在此含淚相送，轉個彎，那頭必有人熱切相迎，如同你妹妹的誕生，你親眼看見大家的期待與歡喜。因為，這頭看不到那頭，所以我們擔心害怕，請不要怕，放寬心，這是自然的變化。

第一次知道妳時，我在西蓮淨苑，突然接到校長電話說有個很特別的學生要拜託我，我說沒關係不客氣，因身邊就有醫護人員，隨即詢問了照護方式，注意事項，就著手準備迎接你的到來。首先我灌輸同學【福報說】：每個人的福氣不同，有的去等車車就來，有的老是碰到瑕疵品，這是福報問題，這些福氣來自前世修和

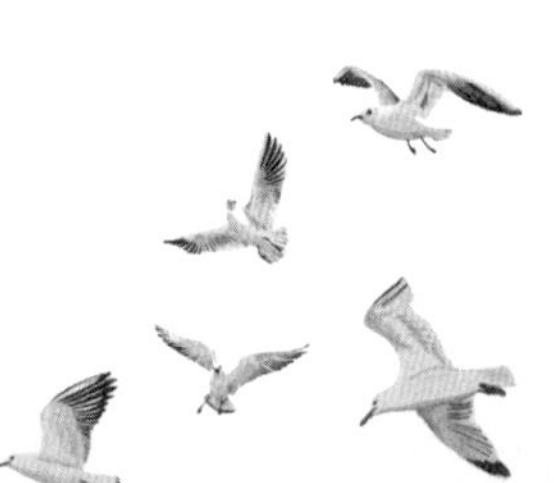

父母給予，但會用完，所以也要自己去累積，方法是:用和氣的眼神看人，給別人好臉色。觀察別人的需求主動給別人方便，體貼別人為別人設想，存好心說好話。因此，同學都期盼妳的到來，好一展身手。

妳上學一陣子就因病在家休養，同學分組於放學後去妳家陪你玩教你讀書，我也帶一點功課給妳，並改改妳的作業，同學發揮了說好話的最大本事，讓我深深歡喜，我一個個送他們回家後獨自迎著冷風走回家，心頭卻可熱著呢！你是在擁抱中長大的孩子，所以你會擁抱別人，那些小男孩被你擁抱時紅著臉吃吃笑的畫面，是我最有趣的回憶。

記得是元旦，妳病危，我一大早趕到台大加護病房，我從沒看過那麼多針那麼多管子插在一個皮包骨的小孩身上，很心疼。後來你有很好的機會恢復健康，我看到你在天母運動公園的舞蹈表演，不得不讚嘆醫療人員的功參造化和你意志力的堅強。我一如約定等妳病好帶全班去看油桐花賞螢火蟲(同學都努力地祈禱妳快點好起來)，妳在車上唱了首英文歌讓大家好驚艷。爾後身體又陸續出了問題，你安靜的躺在健康中心，沒有叫疼沒有流淚，還會教我如何處理，我和同學的驚慌與你的冷靜成了最大對比。

最後一次見面是放學時，妳告訴我妹妹出生了，很可愛，妳會幫妹妹換尿布，我說：好棒，好乖，要幫媽媽忙喔！很想再說乖孩子過來給老師抱一下，但沒有，只有指揮交通讓你過馬路。以前每次去看妳，妳都會給我一個擁抱，我很擔心這個身軀會不再溫熱，屆時誰能承受？但此次妳的親友是非常堅強與勇敢，妳的父母、妹妹會相互照顧，同學有各自的人生，與父母疼愛，老師退休後都在遊山玩水，吟風弄月，妳勿懸念放心地去下一趟旅程吧！和妳相處我們學習、成長很多，深深以曾有過妳為榮也會更珍愛生命，妳一定要放下牽念。老師必祈求菩薩導引，你不要慌張，放輕鬆放自然，勿留念，新的開始在等著妳呢！

詹春梅　二〇一二年二月二日

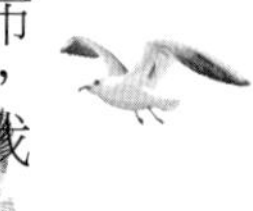

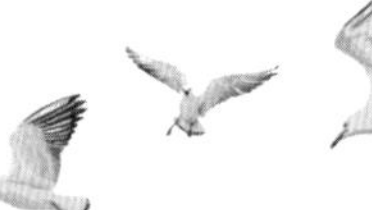

與鋼琴老師最純真邂逅

音樂能洗滌人心，抒發情感，敞徉在優美音符中，除了能忘卻煩惱瑣事，更能從中得到許多療癒與能量，所以從幼稚園大班，就讓軒軒開始接觸音樂，希望從中得到釋放與快樂。

軒軒9歲那年，面臨第二次肝臟移植，中斷了學習，待身體漸漸復原，正展開人生第二次旅程之際，遇到一位愛心、善良鋼琴老師，繼續學習音樂。

軒軒因身體關係，有好長一段時間都待在醫院，較少與同儕朋友互動，鋼琴老師伊倩成為他最要好朋友，伊倩的率性、隨和，豐富了軒軒的童年時光，老師與她談心、教她鋼琴、準備總會演出、鋼琴比賽及合唱團考試，陪伴季軒度過最充實、快樂、美好時光，很感謝老師豐富了季軒生活，讓她留下不一樣童年記憶，追思會當天老師也稍來一篇悼念文：

「悼念」最單純、可愛、勇敢的美麗天使——季軒

還記得一開始的鋼琴課
我們都還只是對彼此不熟悉的陌生人
妳告訴我妳比較想要之前的鋼琴老師
但媽媽告訴我單純的妳說話總是比較直接
要我千萬別因此而感到沮喪

一直到後來，我們成了朋友
妳甚至常常吵著下課之後還要和我一起吃中飯
這是一段不算太長、卻也不短日子
妳和我的家人也成了朋友
就這樣走盡了我們的生活
當時妳沒有兄弟姊妹
妳說妳想要當我們家老四

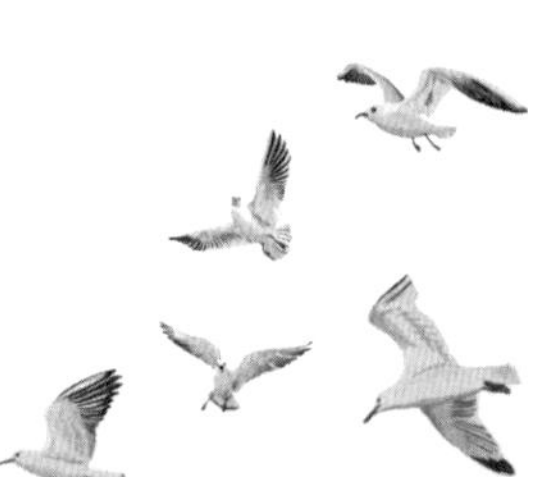

還吵著中秋節和我們一起烤肉
最後我們姐妹再一起牽著妳的手回到爸爸車上

妳說妳討厭節拍器
因為它很吵
但我還是送了妳一個聲音比較低沉的電子節拍器
而妳也總是不為病痛的盡力把每一次的功課練好
在我最多挑戰的研究所生活裡
我們一起準備總會的演出
和不同的大哥哥、大姐姐一起上台

甚至參加鋼琴比賽最後還入圍了全國決賽
比賽前兩周，你因為身體不適所以都無法完整的把課上完
但最後還是很厲害的一個人把譜及時背好
雖然我們沒拿到第一名，或許有些難掩失落

因為第一名是一個失去手腳卻還能彈琴的女生
但我想這些都是生命中很棒的經驗和美好的回憶

妳總是不忘認真祈求和早晚課
感謝因意外失去生命仍願意捐肝的人
因著無私的大愛而讓其他人獲得重生的機會
由於健康因素，妳的學習重心除了學校生活之外
還有家教課與創價學會

媽媽也希望我在鋼琴課之餘可以替你準備合唱團的考試
雖然我認為自己並不擅於歌唱和跳舞
但我們還是一起完成了這項任務

長假時，妳為了學校音樂老師出的吹直笛作業很煩惱
於是，我們利用課餘時間練習吹奏高音直笛

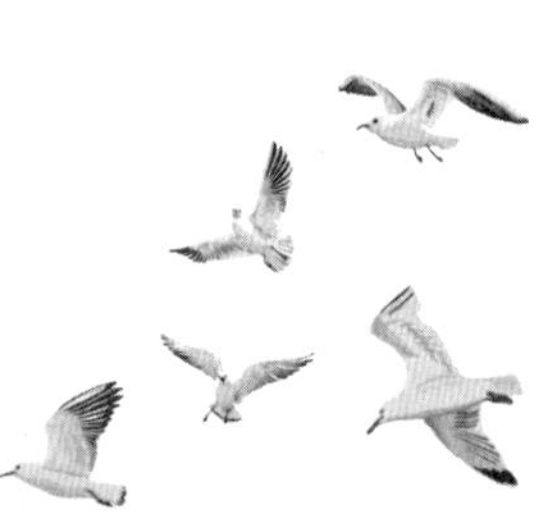

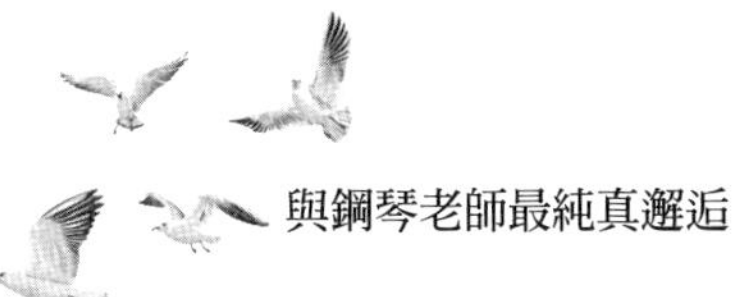

我和你說要用舌頭ㄊㄨㄊㄨㄊㄨ的吹奏
但你還是用ㄏㄨㄏㄨㄏㄨ的吹完一首聖誕歌
我們還是很開心的笑倒在一塊兒
妳也曾經為了其他科目煩惱不已
有一次替妳溫習自然的二姐考妳莫氏樹蛙
而妳忘記答不出來，講成了黃氏樹蛙
每次想起這個可愛的答案大家總是會心一笑

曾經，妳最大願望是與我們姐妹一起到動物園玩
其實我們很害怕沒能把妳照顧好
不過，媽媽還是很放心的把妳託付給我們一日遊
於是我們美夢成真地約了出去一起到動物園玩
妳一直想要吃爆米花，我們還走了好遠好遠的路
那天真的超級累，是我去動物園最累、但也最難忘的一次

除了上鋼琴之外
只要能讓妳有所學習和體驗的事
爸媽也都全力的支持妳

萬聖節的時候
我們和妳最要好的同學一起去聽音樂會
原本我擔心妳覺得無聊會坐不住
沒想到妳乖乖的安靜聽完整場演出

還有一年暑假我去澎湖玩，寄了張明信片給妳
媽媽告訴我　妳收到以後開心得不得了
於是，出差的爸爸也從北京寄了張明信片給妳
上面寫著「健康成長、快樂學習」等字樣
即使忙碌，但大家其實都很關心妳
每個人都希望看見妳開心的樣子

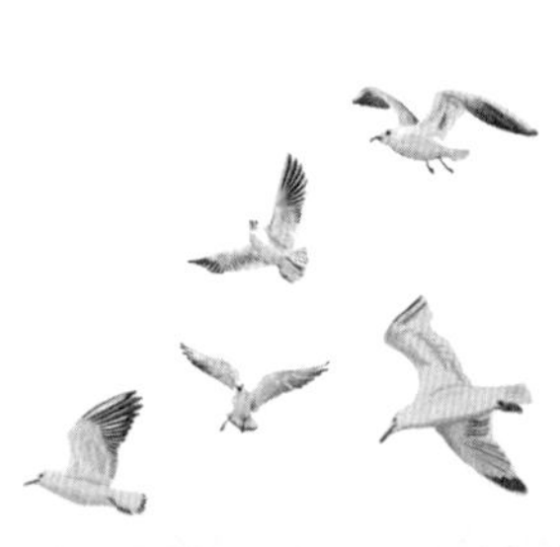

二〇一〇年，妳調皮的拿著我的行事曆
親筆在一月十一日那格標記上是妳的十一歲生日
在無限的時空裡，我相信
「人生的終點，不是生命的結束，而是無限的延伸以及圓滿的連續」
謝謝妳為我們帶來如此美好的回憶
也讓我體驗了人性中最純淨、純粹美好的靈魂

Yi - Chien Li 寫於二〇一一年二月一日

我心目中的季軒

二〇〇八年元旦勤行會結束後，聽聞台大醫院已經發布季軒的病危通知，當下我感到一陣鼻酸，也沒有勇氣跟未來部阿姨們前往探視，只想趕緊回家幫忙唱題給季軒。

當時季軒的身體狀況還是很不樂觀，但他的爸媽毅然決然把季軒接回家療養，接下來的日子，我只能透過創價學會的網路得知季軒的最新動態。再次見到季軒，已經是半年後，我參加未來部小朋友的同樂會，當時季軒上台獨唱一首〈You are my world〉獻給所有的未來部阿姨，雖然身體依然瘦弱，兩眼卻炯炯有神，她那高亢嘹亮的歌聲，彷彿可以翻越喜馬拉雅山，非常震撼人心，這就是勇於與病魔挑戰的小鬥士——李季軒。

有一天，慧敏跟我商量準備讓季軒返校上學，然而，好勝心強的季軒不願降級重讀一年，我和先生只好利用暑假幫她加強國語文，還記得第一次上課時，她的腦海一片空白，下課時我送她一本成語詞典，她如獲至寶，臉上綻放燦爛的笑容。由於，她非常勤奮認真，因此進步神速，開學後，如願跟同學一起晉級。後來我才知道，其實季軒上課時身上還插著管子，即使不舒服，她也會忍耐，從來不會流露出半點痛苦的模樣。這就是堅忍不拔、不服輸的李季軒。

雖然我們無法決定生命的長度，但是，我們可以開拓生命的寬度與深度。季軒的生命短暫如曇花一現，然而，她珍惜生命中的每一天，她一次又一次地超越病魔的體驗，不知鼓舞了多少人；她那直入雲霄的歌聲，不知振奮多少人心；她排除萬難、好學不倦的精神，不知激勵多少迷途羔羊。不論是社區友好文化節、或地區友好總會，她總是把握住每一次表演的機會，在舞台上盡情揮灑，發光發熱。她創造了人生最高的價值，最後，我必須說：親愛的季軒，謝謝妳幫我上了人生最寶貴的一課！

二〇一三年元旦　張廷梅老師

月亮老師最真摯的思念

軒軒，時間漸漸過，妳已不在我們身邊的日子一天天增加，但是不是越來越遠，而是我們離妳越來越近？因為，我知道並深信，**心愛的人會不斷地聚在一起。如果妳曾愛過的那些人，現在活在這個星球上，妳會以種種方法，在看似不可能的狀況下與他們相遇**（附註1）。又或者妳其實從沒離開過，一直還都在我們身旁，也或許早已不同相貌回到這裡了。總之每當我想起妳，就看見妳獨特的靦腆的笑容，總是心先笑了眼睛也在笑了，小嘴卻仍害羞地要緊閉著，可愛的啊，有時老師還刻意要讓妳笑出來就騷妳癢，妳雖躲開但是更開心了而笑開來。

妳走後因為陪伴極度思念妳的媽媽，她送走妳之後常常傷心哭泣，我心疼不已，能為她做的有限，只能盡量在媽媽因思念哭泣時，傾聽她的悲痛，聆聽她對妳的句句思念，畢竟妳倆那樣深的愛的繫絆無法隨妳而逝，那割捨的痛無法計測……

軒軒啊！在妳離開後老師因為牽掛媽媽，曾做過一個夢，夢見妳帶著笑容跟我揮手，問妳好不好，妳就笑著，並讓我看見是我慈祥已故的婆婆牽著妳，我想因為婆婆她在世時修養極好、慈悲善良，待孩子脾氣寬容極了！她一定即身成佛！

意喻著妳已經受佛牽引了，**妳永遠不會忘記自己曾經愛過的人，而他們也永遠不會忘了妳。妳是被愛的，妳從來不孤單。**（附註1）

軒軒，在妳告別式之後，我更深信妳是永遠的天使，妳帶著特殊的禮物而來，**一個神奇的訊息，一個妳獨特而獨有的一焰光明**（附註1）。隨著時間一天一天過，我更了解生命是永遠的，在憶起想起妳的每一個印象裡、畫面裡，更讓我確定何謂永遠活在心裡面。

憶起……

月亮老師第一次看見妳，是在學會石牌講堂畫未來部的超大背景看板，好奇的妳來我身邊這裡動動、那裏摸摸。身為美術老師，了解孩子天生喜歡畫畫，看見顏料色彩那自然的驚喜。媽媽卻緊張的說：「軒軒不可以喔！」並問我知不知道關於妳的狀況，她大概述說著，並期望我能接受讓妳到畫室來試試看。那時不知道妳曾驚天動地的與死神拔河做過換肝手術，是媽媽千辛萬苦祈求來的，創造勝利體驗來的佛子啊！當時對於妳和媽媽，我由衷欽佩，感動的看著妳。之後就常在學會活動中看見妳。在活動中，妳一次又一次散發著生命的光與熱，這光芒照亮自己也照亮別人。

妳期待有著同齡孩子友情來到畫室，最吸引妳的除了學習玩水彩、做黏土，其實是下課後，在老師畫室外面大陽台跟同學們的玩樂。當然妳不敢主動加入，大多只是站著看著大家的嘻鬧，即使玩在一起動作也不大，很多時候是很man的柏偉自告奮勇照顧妳、保護妳，也難怪這樣的他，深得妳的心、妳的信賴。

二〇〇七年暑假，妳學畫畫不久，老師畫室在暑假辦了一次兩天一夜的頭城農場之旅，那過程中老師看見，有義氣、有勇氣的妳對帥氣的柏偉大膽表達妳的友情。我們車經濱海公路在海邊玩玩海水，那一定是妳第一次或少數看到海的經驗。

夏天蔚藍的海，燦爛的艷陽映襯著我們一行，媽媽加孩子十幾人歡樂的笑顏。柏偉是孩子們中又獨立又活潑的，一看見海水情不自禁的要脫衣玩水囉，他調皮、搗蛋又鬧脾氣，被他媽媽開玩笑警告說：長大沒人敢跟妳結婚喔！結果妳竟然不假思索馬上接著說：我要跟他結婚！大家都拍手大笑，佩服你直說「哇！好勇敢的季軒哦……」

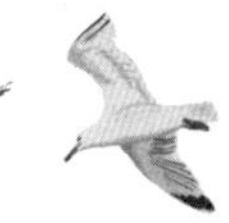

之後，我們到福隆買了便當，到野薑花公園吃午餐、玩溪水。妳離開之後，我答應一定再帶媽媽去那裏舊地重遊，溫習妳曾經的笑容和聲影。

我們到了目的地，開心歡樂享受美味的餐點，妳則乖巧自律地節制不能玩的，不能吃的。我知道因為生病有太多不能吃、不能做、不能實現的、不能擁有的，但是妳是來教導我們堅強、勇敢、珍惜和付出。因為妳，因為有愛，那晚妳天燈上寫下什麼祈願呢？人的一生不管活幾年，要完全圓了願才離世很難，那是貪求了。

（以下摘自靈性導師伊曼紐，你就是人間天使一書）

不論人類人格以何種方式體驗人生，
靈魂都會做它的工作。
所以面對選擇瞬間的是人類人格。
靈魂已然作了抉擇，你無從失敗。

以現世人的觀點會質疑妳呈現的生命型態。然而妳獨特的本質使然，妳臆想，在永恆的完美之外，如何可能認識愛 這創造性的好奇心，帶妳進入人類探險之旅。天使不相信風險。

你想崇拜一切萬有，以任何可能的方法去侍奉愛，那豈不是一個高貴的目的嗎？

妳是幽默的天使，一個遷移的天使。

以小心翼翼、虔敬的步伐走路，不肯穿上人類這粗糙而經得起翻滾的衣服。

妳已走在人類生命之旅上，已來到對內在的愛之完美了悟的時刻，明白那是一種開悟的經驗，就好像一個全新的宇宙已完全張開了。

這就是憶起了的家。

妳們全都曾努力以創造選擇離開一的意識層面——非為反叛，非為懲罰，卻為崇拜。

妳被存在於那幻象內的愛所召喚，將妳的真理之光，帶進善忘的自己。

誕生的那一刻，那份禮物就送出去了。

妳是創造者，是一切萬有的泉源，以每一次的呼吸創造。

頭腦問：如果我們能創造任何事，為何無法創造出比這更好的一些東西？

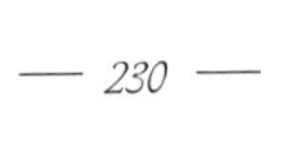

〈以人世價值不免質疑如果我們能創造任何事，為何無法創造出比這更好的結局？〉

雖然這可能並非妳最容易解釋的創造，但妳的目的卻是個有價值的目的。

妳們全都在這兒，並非只為那存在性的目的，卻因妳們現在都植入了人類世界的布匹裡。

妳曾在此這麼多回。

妳曾崇拜，曾受苦。

妳曾死亡，曾歡笑。

妳曾生育，曾悲悼。

妳與和妳同行的那些人，有一種很深的熟悉感。

當他們哭喊著要愛時，你能掉頭不顧嗎？

為了將光帶入黑暗，妳也必須進入黑暗裡。

因此，季軒你選擇以病體的14年燃燒輝耀生命光彩照亮了此生與妳同行的我們妳一個人進入深處，**一個人不會來到一個晦暗不明的洞穴口，而只藉著站在外面，照亮了它。**

一個人進入深處，而在那片刻的勇氣和超絕的愛裡，將黑暗永遠轉化為光。

而在那片刻的勇氣和超絕的愛裡，將病痛永遠轉化為堅毅超越成生命之光。

妳將妳的絕對臨在之光，映照在不論何處撒開的布幕上。

你將你的絕對臨在之光，映照在佛法廣布的力量上。

第二天早上，柏偉在停車場頑皮的丟石頭差點丟到遊客車輛，老師制止並告誡他說：「柏偉小心喔！石頭打破別人車子的玻璃怎麼辦？」然而在旁凝視他一舉一動的妳卻馬上說：「沒關係，我幫他賠。」我一臉吃驚噗哧笑了出來。想起前一天在海邊妳說的話，這時妳又及時反應要捍衛、維護喜歡的男孩，真是有情有義氣啊！哇！當時老師真的讚賞妳耶！心想這小妮子將來長大一定是個敢愛敢恨的女孩，妳的喜歡、妳的情感忠於自己，及時表達。雖來不及長大遇見人間的愛情，妳14年的生命完全燃盡，珍惜分分秒秒。

只是心疼妳病痛的辛苦，妳的不哭、不吵不鬧，更不捨妳的堅強忍耐，這樣努力的妳、特別的妳，真的讓我們心疼，凡夫的我們多麼希望妳若能健康幾年，能多一點時間讓妳開心點、快樂點多好，然而妳以獨特的生命姿態教導我們經驗了不一樣的愛的面貌，生命的形態皆不同，我卻深信這是妳此生最完美句點。

《你就是人間天使》一書中說：

死亡並非妳的敵人，它是妳返鄉的車票。
妳的生命是你給地球的禮物。
愛召喚，而完美的愛永遠會回憶

二○○七年九月風暴再次侵襲，妳的身心開始又受盡折磨，媽媽也是與妳歷經艱辛的奮戰，創價家族的心早已緊緊相繫，不分妳我跟著妳醫療狀況心緒上下震盪。

軒軒，妳一股強盛堅毅生命力，歷劫辛苦，再次創造奇蹟，身上帶著引流管，還有尚未解決問題回家休養，和媽媽對未來抱持希望與生命熱情往前走。

記得妳戴著引流管就回到老師畫室，學習努力恢復正常生活，跟同學一起學習與成長，妳當時的作品，樸實原創性、純真的筆觸，色彩鮮明的展現妳內心的鬪志與吶喊。

這期間妳仍不斷學習、參加合唱團，持續散發妳生命光與熱。月亮老師的畫畫課及雲雲老師的黏土課是妳的最愛，記得妳有一種小小的執著，上黏土課總不信任月亮我的教導，反之美術有問題，雲雲老師說的妳都不相信，這就是可愛的妳，堅持相信專業吧！我倆也只好乖乖順著妳。

這樣斷斷續續直到二〇一一年，妳休養期間稍穩定，然而內心想必是多年來種種，到了進入青春期思緒變化了，了解妳的媽媽感覺到妳的心有點憂鬱，跟我討論，也問妳是否要回來上課，妳答應了，那幾堂我們一對一閒聊，很多我總是扮演搞笑多話老師，想引導出妳內心的鬱悶，藉由畫讀妳心裡的話，一次、二次妳話多了，問畫室其他人最近畫什麼？

二〇一一暑假畢卡索展，我們一起認識了他的粉紅色時期，也藉由粉紅暖色系，引導你的記憶，回想什麼是妳開心快樂的事，妳一下就畫出唱歌、吹笛子、做遊樂器材、養魚、看魚……哇！好多好多，妳意念在當時充滿愉悅，畫出明亮色彩及景象啊！我多欣喜感動啊！期盼妳就這樣漸漸遠離生病、傷痛的陰霾，在你回家時送妳一盆植物，讓妳有寄託，也看到另一種生命的成長。最近妹妹家恩來玩美術，我問過INDA阿姨有關我送你的那一盆栽，她告訴我：「那植物仍然油綠綠的，長得很好喔！」那一定是妳透過它跟我們說現在的妳也很好……。

（以下摘自靈性導師伊曼紐，你就是人間天使一書）

死亡並非失敗，而是妳能擺脫肉身的方法。

死亡是個溫和的辭別與喜悅的返鄉

當一個肉身死亡，如它必然會的，妳們發現自己會想念那個人

這是當然妳會與之同行於愛中的另一個人之觸摸、聲音、嗅味，這些東西是非常寶貴的。

既然妳所感受的愛是永恆的，以那種說法並沒有損失，但你卻對那包裝保有崇敬。

愛無法在那形體裡保持與妳在一起。

如果妳容納那愛的精髓，不論肉身何在，妳仍能觸及它。將肉身召喚來的就是愛的精髓，從不是其反面。

愛是永遠與妳同在的，不論它是否顯現在物質的形體裡。

雖然妳的想念是真實的，那永恆的允諾更是如此，因為一旦愛結合在一起，它就永不分離。

妳會再見到妳所愛的人嗎？當然會。也許那會發生在此生，在另一個身體裡，或當妳回家時，或當下一回妳們手牽手、歡喜地跳入一個形體時。

要絕對地住在當下的悲傷中，而傷痛會轉成另外的東西——愛的記憶、一聲道謝、某種有治癒性而甜蜜的東西。

在愛中妳必須感受痛苦嗎？

當妳是人時，也許是吧，直到你願意躍過實體性的劇場認識愛。

容許戲服更換吧！

軒軒，老師跟妳說哦！我好喜歡妹妹家恩哦！看見她感覺你也在，她來玩美術有

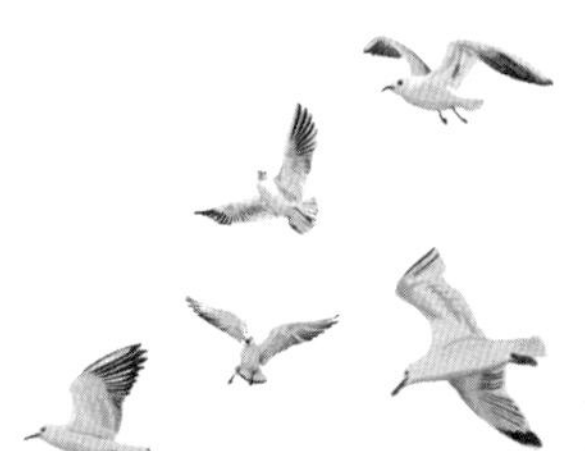

點小脾氣，但是超可愛、超級聰明、學習能力超棒！因為我們記得彼此深深的愛，因此，我相信妳一定在或近或遠的守護著她，守護著深愛妳的爸拔、媽咪和外公，還有愛妳的我們每個人。**妳在哪裡，完美的愛就在哪裡。我們因為有愛，超越時間空間……心的思念在妳無所不在！**（附註1）

月亮老師

附註1：摘自靈性導師伊曼紐，你就是人間天使一書。

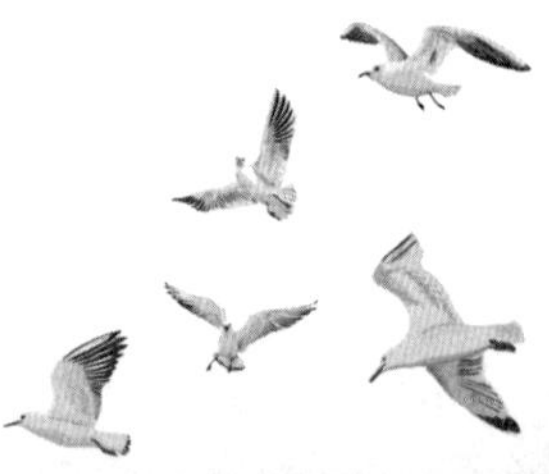

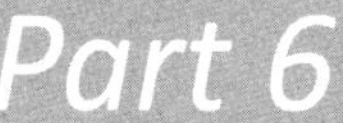

Part 6

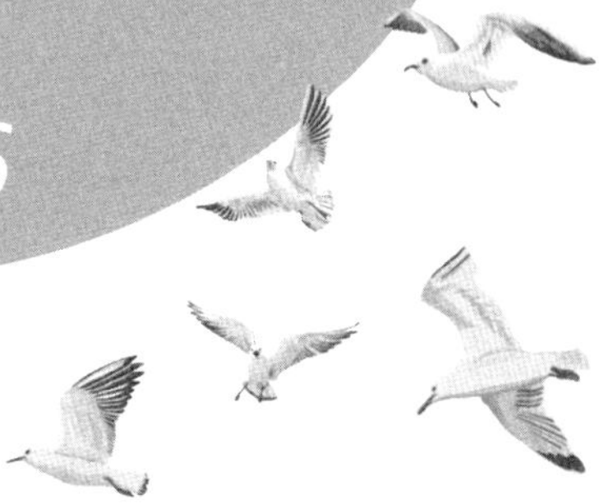

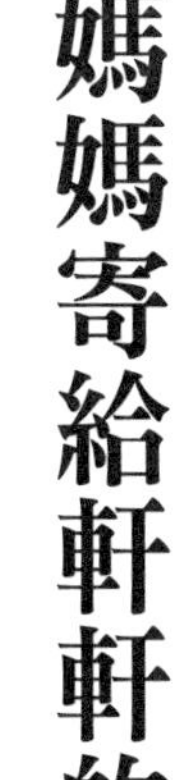

媽媽寄給軒軒的信

透過書寫再度將你拉進我的生活，寫信給你能夠讓思念有所出口外，也是一種與你再次的連結……

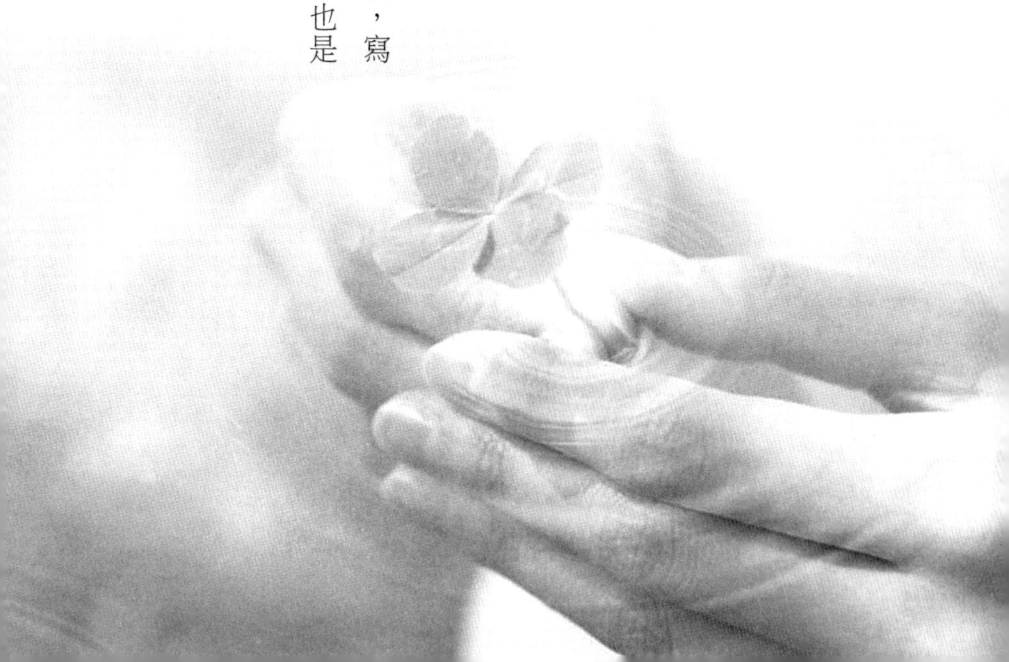

將記憶定格

妳離開後沒多久，媽媽陷入極度恐慌中，日子一天天過，妳一天天離我越來越遠，遠離我的生活，與妳多年深刻情感繫絆，會不會因為時間的流逝，曾經濃烈的感情也漸漸消退？人的身體肉軀敵不過時間的老化，存放在腦部的記憶也極其短暫，到時會不會曾與妳的生活點滴漸漸忘矣？如此深刻的奮戰，曾經是刻骨銘心的每一步足跡，所有與妳酸甜苦辣的生命印痕，都是那般地深入與強烈，會因時間將這些過去擁有的存在變得模糊不清嗎？

媽媽內心極度不安與矛盾，真的沒有把握時間的無情。時間的流逝總是提醒人們身體器官的老化與功能衰退，我已經失去了活生生真實的妳，我不能再失去僅存腦中記憶的影像。於是，媽媽提筆書寫，記錄著所有過往點滴，妳是如何影響我、改造我，讓我成為一個真正的人。

媽媽書寫妳的一生，也記錄我的前半生，每當下筆都必須克服某種心理障礙，

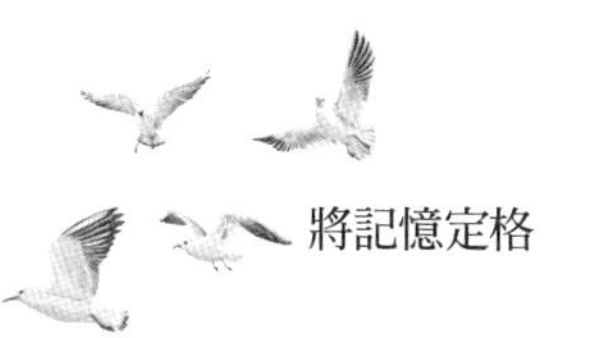

因為必須再一次重返現場，回憶伴隨著痛苦，這種苦痛來自我在現實世界真的失去了你，媽媽能夠忍受所有苦難，但最讓人難耐的是以後沒有妳的日子，這過程即使得到體悟，想要有所改變，也無法彌補當年的不足，此生再也無法與你一起重新來過。種種複雜的情緒在心中激盪，好怕在書寫的字裡行間，淚水又再次潰堤，所有畫面如洪水般湧進我的內心，就這樣防洪閘打了開來，只能任它滯溢氾濫、無法收拾。

生命經歷酸甜苦辣、體驗各種滋味，讓人生更加完整。雖然回憶中死魔盤據心頭，但媽媽必須勇敢去穿越，在死亡背後，我們真的有好多美好、甜蜜、快樂的時光，可以感受到生命的美好，一起超越苦難後，品嚐過真正的幸福。我不要因為恐懼害怕撩起傷口，而失去跟妳曾共有的美好生活點滴，深信勇敢穿過黑暗就能見到光。書寫能貼近現場，記錄情感的鮮活度，時效猶如保鮮膜，我用書寫將我們曾經有過的所有記憶定格，可以補足記憶不足，永不消逝。

書寫了一段時間，媽媽發現文字有一種神奇功能，有一種療癒的能量，剛開始書寫，常常寫到中間，淚水瞬間奪眶而出，哭到心痛至極，全身不由自主顫抖，手指也抖到無法敲打鍵盤，電腦螢幕也模糊起來，摘下眼鏡，看到鏡片上點點淚瓣，此時才知道，淚非緩緩流下，而是噴射的。哭夠了就在繼續寫，漸漸的我感受到透過書寫再度將妳拉進我的生活，寫日記、寫信給妳能夠讓思念有所出口外，也是一種與妳再次的連結，妳還是存活在這世界上，繼續影響著媽媽，因為妳讓我保持對事物的覺醒。書寫也重整我們的生命故事，雖然是重回現場，卻能用更高的視野來看待所發生的每一件事情，這當中，常發現到以前從未發現的體悟與感動。

在無意間，我又找到了一種與妳連結的方式。軒軒，媽媽書寫不會間斷，今後會繼續寫信給妳。

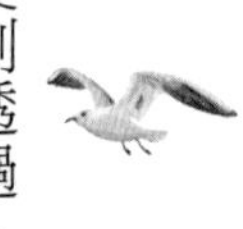

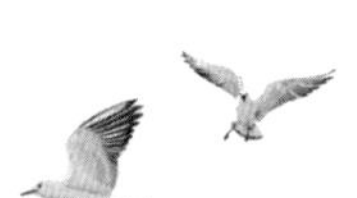

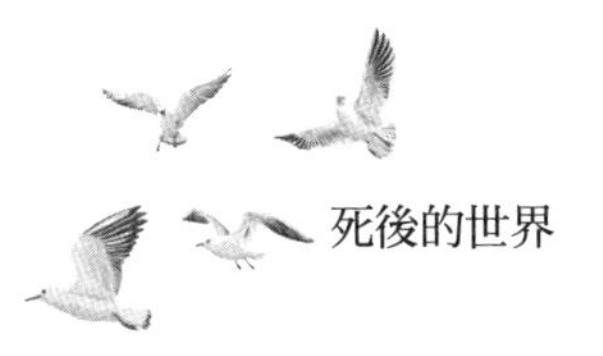

死後的世界

創價學會每個月舉辦的追善勤行會，是對於離開我們的親人表達最高真誠的追思，用題目將祝福深深回向給我們逝去的故人。

今天，媽媽參加第一場沒有妳陪伴的追善會，當在紙上寫下妳的名字，我的情緒再次瓦解，心痛依舊，雖然妳的離開不是意外，但還是讓我深刻感受到人生的無常。只要是摯愛親人離開，不管原因如何，都是一場催肝斷腸的疼痛，那是在此世宣告永將分離。

每次都是妳陪伴媽媽來參加追善活動，我們將題目回向給祖先外，也深深祝福捐肝給妳，未曾謀面的善心哥哥，透過這項儀式，始終讓我們抱持感謝感恩過生活。記得在《新・人間革命》一書中讀到一篇文章，池田大作先生提到在他母親即將離開世間時，他坐在母親的身邊，用佛典御書描述了一段死後的世界，將這樣境界景像告訴母親：「修行直至最後臨終，其時請看，身登妙覺之山，環顧四方，其悅何如！法界極光土，以琉璃為地，金繩作八道之界，天雨四種花，虛空聞音樂，諸佛菩薩共沐浴於常樂我淨之風，其娛其樂為何如耶？我等亦示列為其數，遊戲娛樂近在眼前。」當時媽媽一直想找機會跟妳分享這邊文章，但日子總是在忙碌、挑戰中過去，我忘了這件事情。

之後，妳頻繁進出醫院，但還是克服種種身體不適參加活動，就在最後一次，妳陪媽媽參加追善會，等儀式結束後，台上講師看到妳的身影，感動落淚向大家談及妳面對病魔時，不憂不懼如獅子般勇敢姿態，這股強韌毅力與精神鼓勵在坐每一位會員。

當時的妳絲毫沒受任何影響，還是沉浸在你的書中，我拍拍妳，告訴妳，大家都在稱讚妳呢！妳看了我後繼續讀書，好像在說，這就是我，不為了別人讚美，展現本有的我、創造自己的價值。妳單純的心、認真生命姿態，讓好多人看到生命的美，這股無聲行動也影響好多的人。當時講師也讀了這段御書，說出認真努力學習與成長，完成今生使命，修行直至最後臨終，諸佛諸神前來迎接，有琉璃鋪地、有如黃金閃亮般繩索從天而降，天空飄下各式各樣五彩繽紛花朵、諸天彈奏悅耳音樂、唱出美妙的歌聲，我們與諸佛菩薩共沐浴在愉悅快樂境界。人皆難免一死，不

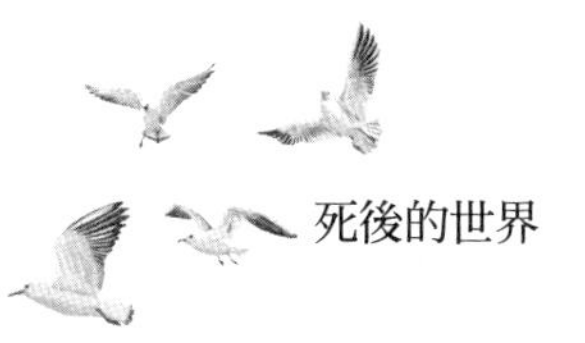

依凡眼，而是以佛眼看待三世的生命，只要認真努力活過，死亡就不足懼怕了。不知道這些話妳聽進去了嗎？媽媽一直想著要找機會好好跟妳再對此論點暢談，但最後我還是錯失了很多機會，到現在還是很遺憾，未能親自讀這段御文讓妳聽。

二〇一二年底，純純阿姨的父親因為癌症復發離開人間，在最後彌留階段，阿姨希望能沒有遺憾送父親最後一程，她打電話問我，又怕勾起我難過回憶。其實，我很感謝能在他人的人生最重要階段，以自己經驗或未做到的遺憾，提醒或幫助別人，希望做到生者與活者皆能生死兩相安，往後能心中無撼地過生活，最後阿姨握著父親的手，說著愛、感謝、道別之語，也在父親耳邊念了這段御文，沒多久他的父親了無牽掛、安詳離開。這些動作與話語給了阿姨家人很大的安慰，同時媽媽也在為別人付出中得到了撫慰。這是種愛的傳遞，也是妳一直教導媽媽的。

我深深相信死亡是一種能量的轉換，從一種低頻率轉到另一種高頻率，由於震動頻率較快速，所以不是我們肉眼所能看見，但看不到不代表就不存在，我依然相信你存在這宇宙世界中，只是現在無法透過視覺、觸覺來知道彼此，而是心念。心的念力有一股強大能量，弗遠無界，穿透任何空間，並且影響到非肉身的存有，以及其他那些看起來好像在離我們很遠的某處之人。媽媽每天深深祝福妳，也將御書所說這段境界景像回向給妳，將美好、甜蜜、幸福的一念傳達至妳心中。

我現在更能真正了悟，不是請祖先來護佑子孫的生活，而是活著的人創造幸福，創造生命價值，同時將這份福澤回向給摯愛親人，讓他們也感受到這份喜悅與甜蜜。活著的人在世間努力成長，也會感應到另一世界的親人，他們也會與我們一起同步成長，所以想要知道他們在另一世界好不好，端看活著的人在現實世界過得如何，所有的一切必須從自己的心出發。

軒軒，所有體悟都是妳帶給媽媽的，我相信在生活中妳還是在引導媽媽，而媽媽不斷學習與成長也會影響妳，我們彼此都還在互動與交流，不因形體不在而消逝，媽媽深深感謝妳、祝福妳。

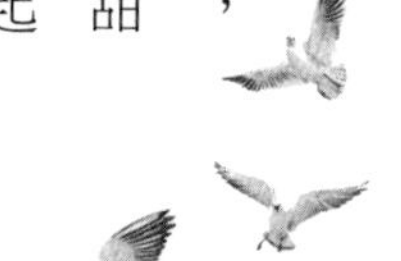
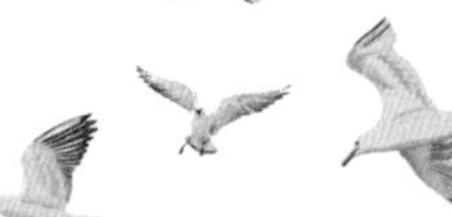

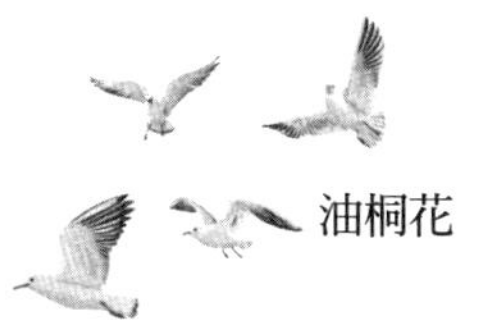

油桐花

軒軒，妳還記得嗎？五年前，也是妳第二次換完肝後，回到學校上課，老師與同學為了慶祝妳重生，特地將三年級的班際旅遊延到四年級舉辦。那天，爸爸、媽媽陪著妳與班上同學一起到三峽賞桐花，我們沿路欣賞那滿山滿谷的桐花，燦爛的花朵隨著微風陣陣吹來，花落就如同片片雪花在空中迴旋，也像千千萬萬白色蝴蝶，漫天飛舞，美麗極了。剎那間，媽媽看到了妳的笑容，天真爛漫，在佈滿油桐花的風景裡，更顯得幸福與甜蜜。

妳離開那一年，爸媽帶著妹妹到苗栗森林走走，無意間，看到沿路樹上開滿了油桐花，赫然發現，又到了油桐花季，看著掛在樹上一叢叢白色花束，一部分隨著風紛紛飄下，有的在空中升升沉沉，聚散離合，花兒掉落在地面，鋪滿一地，媽媽走過都不忍踐踏，隨手撿了一朵花，放在手上細細觀察。曾聽美學老師蔣勳說：「雌花要結成果實，強韌的留在枝頭上；雄花交配完成，就紛紛墜落。生命已經完成，離枝離葉，其實並不哀傷。」「或許花朵落下或留在樹上，是用不同方式完成了自我，也因我們所知有限，常徒自悲傷流淚。（附註1）」此時，看著地上的桐花，勾起了我對妳思念，想到曾與妳一起賞桐花的景像，媽媽的感受與當年完全不同，妳的離開的確讓媽媽無盡的哀傷與不捨，但以更宏偉角度看這宇宙，所有悲傷與驚恐，只是自己的執迷。

雖然妳已不在我身邊，但仍然成為我生活的一部分，繼續影響著媽媽，讓我對生命的領悟更加擴展與延伸，也參悟了透更多生命真理，如同看盡繁華之後生命終極的領悟。

附註1：此時眾生，蔣勳，有鹿出版社

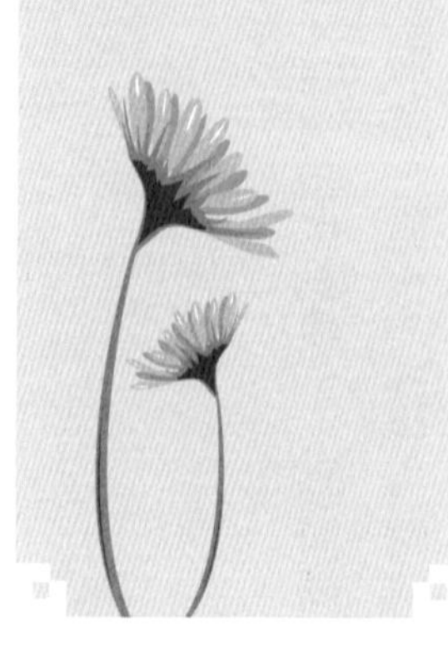

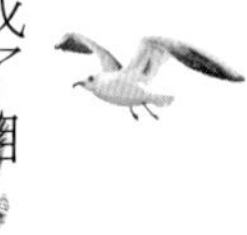

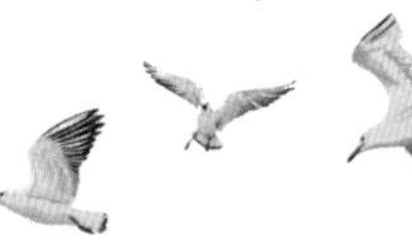

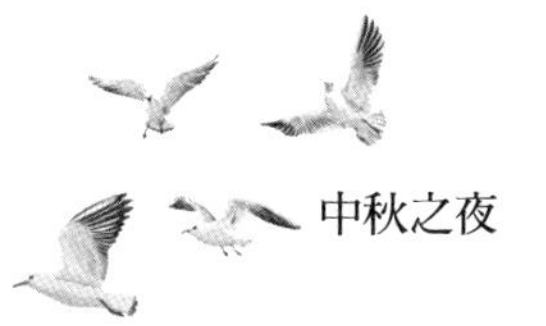

中秋之夜

今天是中秋節，是中國人最注重家人團圓的重大節日之一，但媽媽度過一個沒有妳陪伴的中秋之夜，這天更顯得我的失落、孤單與想念。望著月亮，想起種種與妳的回憶，腦中忽然出現妳剛進小學時熱衷背詩的場景，妳的記憶力格外的好，妳最擅長背詩詞，那段時間媽媽陪妳一起背誦好多詩詞，但年紀真的大了，媽媽的記憶不如妳，後來跟不上妳的腳步，索性放棄，只負責驗收妳背誦的成果。妳背誦詩詞速度之快，常讓媽咪驚豔，因此，妳也常在校背誦詩詞，抱回很多獎狀回家。

這天，媽媽想起妳曾背誦的「水調頭歌」，是蘇東坡在中秋月夜醉飲的放懷之作：

明月幾時有，把酒問青天？
不知天上宮闕，今夕是何年。
我欲乘風歸去，唯恐瓊樓玉宇，高處不勝寒。

起舞弄清影，何似在人間。
轉朱閣，低琦戶。照無眠。
不應有恨，何事長向別時圓？
人有悲歡離合，月有陰晴圓缺，此事古難全。
但願人長久，千里共嬋娟。

此刻，媽媽讀出了詩中的愁悵、思念深情。這首詩雖然是深刻表達出對還活在世上親人的想念，但也寫出我的幾分心境。對著夜空，想要問問，如果這宇宙還有與現實世界並存另一時空，不知現在那裡是何年何月，如果有時空轉換器，媽媽好想乘風過去與妳相見，一解相思之愁。但想想人世間還有未了、牽掛之事，應該要好好認真活過，完成此生使命，在生命終了之日，才能無愧天、無愧地、更無愧妳，當與妳相見之日，才能盡情歡喜暢談世間種種。月有陰晴圓缺，從大自然告訴我們，宇宙萬物都在不斷變化，無常就是恆常定律，所有的不圓滿也是讓人生更加完整的過程，人生的悲歡離合是每個人必會經歷與體驗，這都讓我們學會更珍惜在一起時間與活在當下。

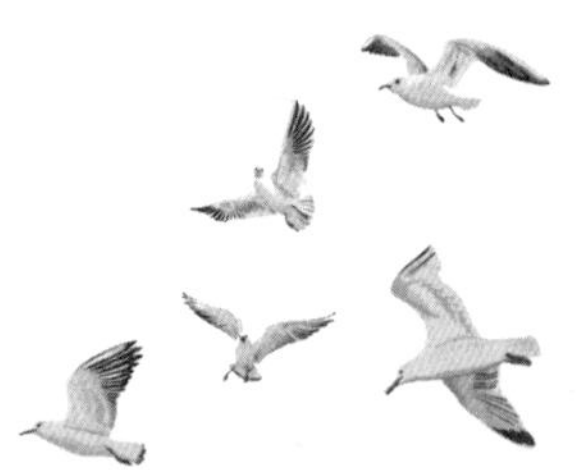

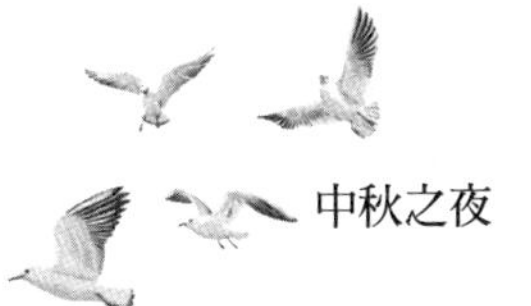

軒軒，透過月亮遙寄媽媽對妳的思念之情，不管妳在何處，都能收到媽媽對妳的祝福與感謝。

與妳夢中相遇

軒軒，妳離開後，媽媽喜歡上「夢」。透過夢，媽咪可以再次擁抱妳、親吻妳、跟妳說話，在夢中可以感受到真實般的景像，很多阿姨告訴我，她們夢到妳，看到了妳健康的身體、燦爛的笑容，媽媽期待著能與妳在夢中相遇。

妳離開後，爸爸第一次帶著我和妹妹到郊外散心，媽媽與妳的依戀是如此深切，我們總是形影不離，而今天，第一次體驗到全家出遊卻沒有你在身邊的滋味，我的腦子、我的心，全是妳的身影，那種思念撲天蓋地而來。媽媽有很多不捨與心痛，很掛念妳，很想再見妳，想牽妳的手，親吻著妳，但現實的世界，這種景象是不可能再有了，我必須逼迫接受妳已離開的事實，我們再也回不去了，失落與悲傷，總在心裡隱隱作痛。

隔天回到家，帶著妹妹午睡，我進入另一時空。深夜裡，媽媽騎著摩托車載著妳，奔馳在常常走動的天母西路，馬路上完全沒有人、沒有車，就只有妳與我，微

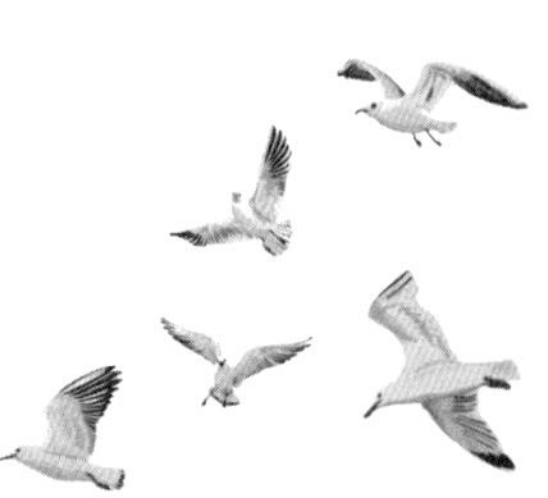

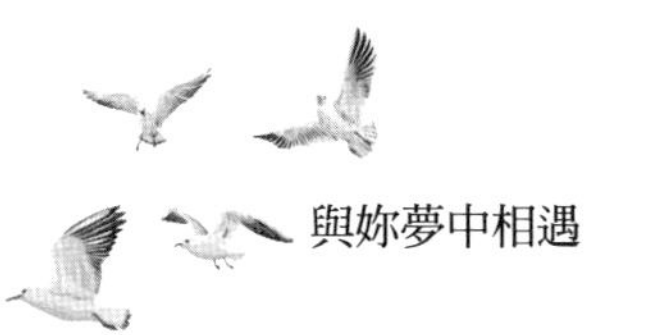

風緩緩吹拂著，我感受到無比愉悅與自在，我們融合在整個宇宙懷抱，而妳也坐在媽媽懷裡，讓人感到一種沁涼的舒服，天上月亮、星星散發溫暖的光芒照著妳的臉頰，此時，妳轉過身來，告訴我「媽媽，我從來沒有這麼快樂過，我現在很快樂、很自由。」畫面如此真實，媽媽迫切想與妳一起享受這甜蜜的時光，但睜開眼睛，卻置身床上。恍惚中漸漸清醒，方知剛剛的景不過是一場夢境，心情真的好複雜，在夢中遇見了妳，而妳的話也給媽媽很大安慰，但在現實的世界我必須承認，妳真的離開我了。

軒軒，不管以前媽媽對妳做再多的事、說再多的話，永遠都不夠，那種愛的話語永無止盡。媽媽還有好多的話要對妳說，就像孩子要出遠門，不放心的母親總是再三交代與叮嚀，媽媽希望能再次與妳約定，說盡心中所有話語。

這天，媽媽入睡前，躺在床上靜心冥想，透過孵夢，希望今晚能與妳在夢中相遇。那天我們真的回到了最後階段的場景，我急忙呼喚著阿公（阿公每天思念著妳，惦記著與妳未完的話），大聲叫著：「軒軒醒來了！」我們抓住那極短暫機會，一股腦兒說出之前未完的話，我們母女互相約定與允諾，將來一定會用最美好生命姿態再相遇。沒多久媽媽醒了過來，知道這是一場夢，但我依然謝謝妳、謝謝宇宙諸神佛，真的讓你進入我夢中，我們在夢境中重逢、相遇、說話，這些都給我很大撫慰。

夢是滿載情感的、藉象徵符號達意的訊息傳遞，夢也是神祇派來的傳訊者，能夠進出不尋常的超自然世界（附註1）。能在夢中很鮮明夢見妳，可遇而不可求，夢的確給媽媽很多溫暖與期待。雖然是夢境卻是如此逼真，在那裡總是找到與妳熟悉的溫存與味道，因為妳，我開始比以前更注意到夢，佛洛伊德說：「夢是通往潛意識的通道。」夢中有很多覺醒與啟發，夢境般的幻象能激發強大創造力，莫扎特說：「這一切的創造、製作，都在一個愉快活潑的夢中發生。」夢，或許是上天賜給我的最佳禮物。

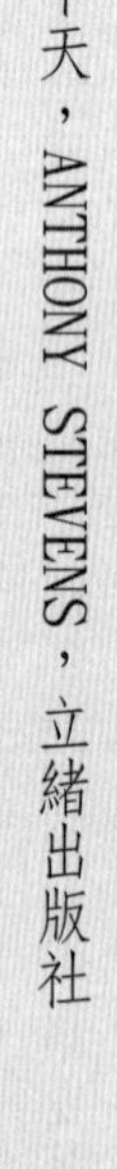

附註1：大夢兩千天，ANTHONY STEVENS，立緒出版社

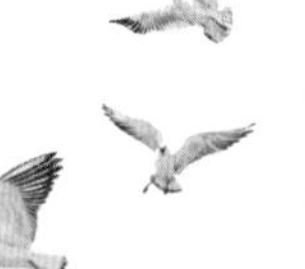

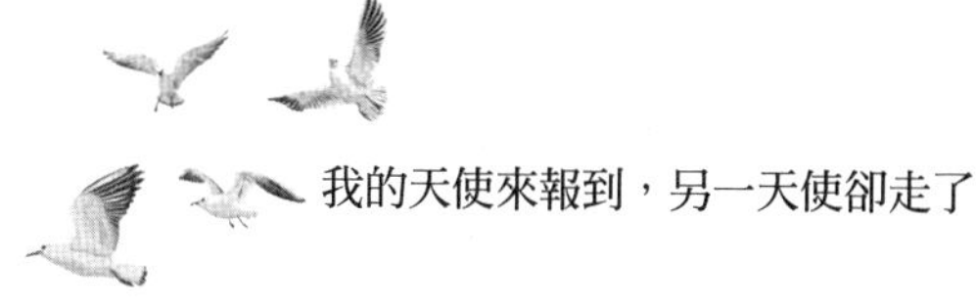

我的天使來報到，另一天使卻走了

軒軒，還記得嗎？妳每次一下課回家，總是不時告訴媽媽，很羨慕班上同學都有弟弟妹妹，如果自己也有弟妹，一定會很幸福。有天，舅媽生了一個小女娃，暑假時，妳還特地到她們家去當一天的小媽媽。你有模有樣、認真學大人幫小貝比洗澡、餵奶、逗她玩，妳也將這一天的過程用繪本方式記錄下來，當成暑假活動心得報告，深受老師喜愛，老師還曾有意將此繪本送去參展。

妳最喜歡回外婆家了，因為那裡有表弟、表妹，除了熱鬧外，還能施展大姐姐風範，總是餵他們吃飯、教他們功課，有時他們不乖頑皮，妳還裝出權威樣嚇阻他們，在那裏妳能充份當個大姐姐，真是過足了癮。

媽媽常看著妳獨自一人孤單玩耍，也曾想過爸媽年紀一天天漸長，當我們老了，最放心不下就是妳，希望今後妳的人生能有手足一起互相扶持，妳也常再三保證會照顧自己，希望媽媽再生個小貝比，妳還取好了小貝比的名字，將字條貼在床頭，我看到妳的認真與渴望，因此，媽媽鼓足勇氣再次懷孕。

這天終於到來，妳跟爸媽一起迎接妹妹的來臨，這位我們渴望已久的小天使來我們家報到，我們沉浸在幸福與甜蜜的氛圍裡，殊不知後面卻有老天更大安排與用意。

妳每天都很雀躍與歡喜，一回到家就吹笛子或唱歌給她聽，她總是被妳逗得呵呵笑。有天放學回家，媽媽希望妳抱著妹妹照張相，當時貝比還小，身體也較軟，妳很擔心弄疼她，正考慮要如何調姿勢時，我正按下快門，捕捉到這最自然、真時、笑得最燦爛的鏡頭，這也是妳與妹妹倆唯一的合照，更為往後留下妳與妹妹曾在這時空交會的證明。當妹妹漸漸會說話、長大、懂事後，這張照片將讓她感受到有姐姐的溫暖，那份距離會因這張擁抱而更加親密。

軒軒，媽媽不知道這所有一切是不是妳更深層的靈魂計畫，等妹妹會走、會叫爸比、媽咪、姊姊，正是頑皮搗蛋，需要人照顧時，妳卻選擇了離開我們。或許妳認為自身的使命完成，可以了無牽掛去下一趟旅程，做妳真正想要做的事，所有妳未完了的任務就交由妹妹替妳完成。妳一直都是媽媽最貼心的大天使，我的大天使走了……，接下來是多麼難熬與痛苦的日子，那種思念是多麼啃蝕人心。

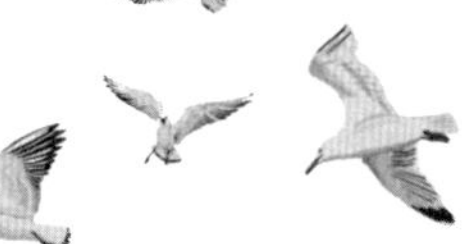

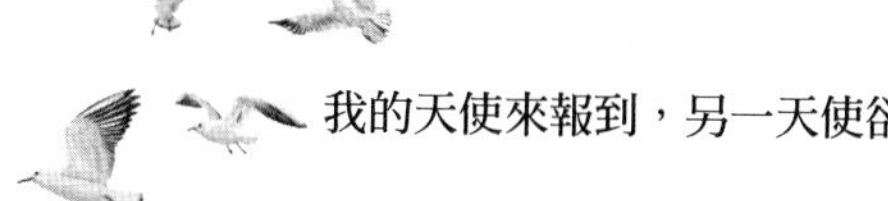

但再強烈撕裂之痛，媽媽還是沒有讓自己頹廢悲傷過日子，因為我的身邊還有一位小天使，此時，我豁然了解妳選擇這個時間點離開的用意，所有的一切都是在妳打點好之後才來離開的，妳的貼心更讓我不捨與心疼。

每當想念妳，又不知不覺掉起眼淚難過、悲傷時，妹妹常常拭去我的淚水，趴在我的懷裡。我在小天使身上得到了安慰，她總是陪著我看月亮、星星，認為姐姐就在月亮裡，每到夜晚，總是會找尋月亮蹤影，常常提醒我：媽媽妳看，月亮出來了！

妹妹的俏皮與逗趣，讓這個家在失去妳的哀傷、沉重的氣氛中，增添了些許歡樂與笑聲。在妹妹身上，媽媽看到了希望，讓我更有活下去的熱情與動力，所有的一切都在妳離開後，媽媽看得更清楚。軒軒，謝謝妳，妳永留存在媽媽的心底。

在夢幻中清醒

軒軒，今天媽咪陪著妹妹睡午覺，想等妹妹睡著就馬上起來。當雙眼闔上，隨即進入時光隧道，畫面帶到妳出生，來到這世上，媽媽從擔心、害怕、恐懼，與妳一起面對、挑戰、超越，體驗生命奇蹟、生命獲得蘇生，咀嚼生命所有酸甜苦辣滋味。我與妳已經是生命共同體，緊密結合，完全分不開，我們彼此陪伴著，這份深刻的繫絆，不管是生活畫面或感覺，都是如此的鮮明，好像我們彼此的日常生活還在繼續進行中。

一睜開眼睛，躺在我身邊的小女孩是妹妹而不是妳，妳就這樣消失、不見了，整個時空瞬間變了，妳未完成的任務好像偷天換日般轉移給妹妹，由妹妹來陪伴我下半人生，這須臾之間，讓我腦袋還來不及轉換，感覺掉入一場夢境般。人生真像一場夢，好像妳未曾來過媽媽的世界，一切都是虛幻，但我們共同對彼此都努力掏盡自我，全生命的付出，那份愛是如此真實又刻骨銘心，怎麼可能是一場夢呢？那種

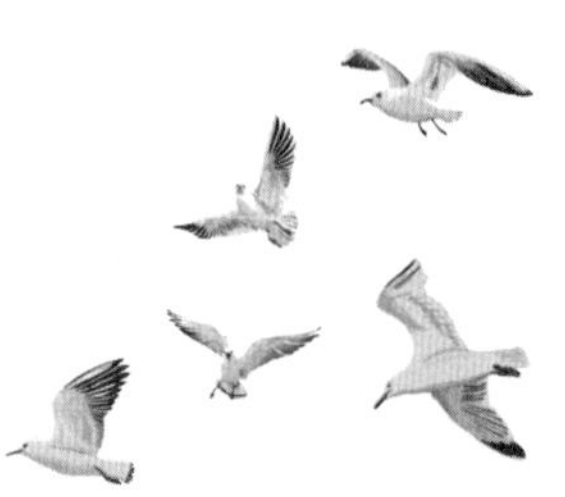

如虛如實，如實如虛，夢幻又真實，如此情境唯有此人走過，才能深刻體會。

媽媽深刻感受到生命就如黃粱一夢，也許人再長的壽命，百年後也都不在了，從永恆的觀點來看，我們在這一生是何其短暫，而最重要的是如何度過有限的一生。

大多數的人都會將痛苦世界認為是現實世界，但從原本生死觀來看，現實的痛苦世界才是虛幻世界。佛典御書也指出，九界的生死是夢，常住的佛界才是夢醒後的現實世界。（附註1）

御書云：「夢見九界生死之我心，與佛界常住之寤心，無有所異。夢見九界生死之所，與佛界常住之寤所，亦無所不同。心法不改，所在不差，而夢皆虛事，寤為實事。」媽媽再次拜讀，方才真正悟出此句精髓。人與佛真正的差別在於悟得，生命本身不變，所在地方也沒有不同，但在沉睡中時則屬虛事，清醒悟得時，則屬實事。不管在何處，只要保持覺醒就是活在現實世界中，相反，有人即使在現實世界中，卻在迷惑、混沌中，猶如沉浸於夢幻般。

軒軒，妳知道嗎?很多的事情都是在妳離開後，媽媽才豁然之間懂了很多世間之道、宇宙之理，雖然以前與妳就一直努力走在生命修行、內心探索，但今日再從回閱讀古典經書、御書經典、詩詞畫作，才真正讀懂書中精髓，看懂畫中深入意境，所有五官五感都因妳而打開。因為妳，讓媽媽徹底從夢中清醒，在現實世界中覺醒，是妳讓我知道今後要如何過生活，深刻覺知生命真正意義與價值。

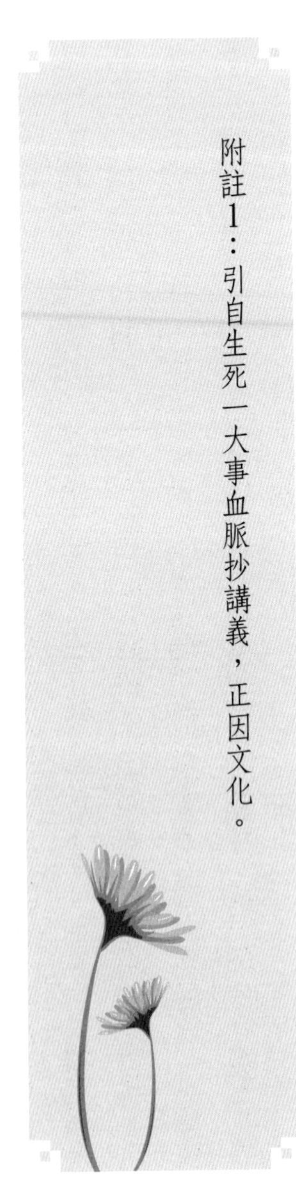

附註1：引自生死一大事血脈抄講義，正因文化。

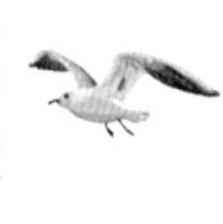

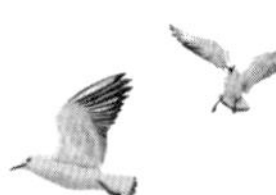

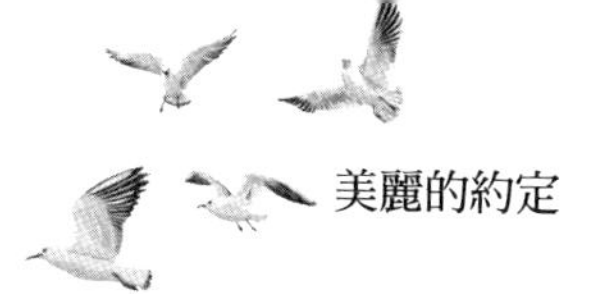

美麗的約定

我的宇宙觀，相信生命是三世永遠，生生不息，只是人類被限有感官所侷限，我們只能感知真實的物質存在，卻無法觸及物質以外的事物。但只要用心，我們依然可從大自然的變化找到生命永恆的真諦。永恆不是以一個形式，從頭到尾不變的存在，它會因不同時間、空間、種種條件，改變存在的形式，如同水是流動，呈現液體形式，在極低溫度下被凍結轉為固體，而一旦遇熱就昇華轉為氣體，在所有條件具足下，它又轉變為液態水，宇宙就是如此偉大與奧秘，萬事萬物生生不息，循環不已。

在最後14堂星期二的書中有一段故事：「小波浪在海裡翻滾著，日子過得很逍遙自在。他喜歡風和新鮮的空氣，直到有一天注意到，跑在他前面的波浪，最後拍擊著岸邊，消失無蹤。小波浪震驚不已，心裡想這太可怕了，最後我的命運也會是這樣！這時後頭來了另一個波浪，問小波浪為何如此恐懼？小波浪如實說出自己煩惱，我們最終命運都會被拍打到岸邊，然後化為烏有從此消逝。後頭波浪說：錯了，你不是一個波浪，而是海洋的一部分。（附註1）」波浪從海洋出來，最終回到海洋，他從未消失。宇宙孕育了生命，最後生命再回歸宇宙。

人的出生與死亡，交織於宇宙這浩瀚大海的生命中。池田大作先生進一步解釋：「波浪是指各個生命、各個現象。波浪生自大海，然後回歸大海，這過程就像生和死的演變。各個波浪被大海吞噬後消失，雖然從海面上看不見，但海底確實流動著各種暗流，從這觀點看生與死的不同，或許就像海面波浪和海底暗流的差異。生命絕不是死後就消失，無論生或死，都是脈動著宇宙的韻律。海底的暗流浮出海面，成為波浪，然後又回歸大海，成為看不見的海流。同樣的，以生顯現的生命波濤，藉由死融入宇宙大海，雖然肉眼看不見，還是持續在波動，再因某種機緣，以新的生命波濤，再度出現。」（附註2）

軒軒，在你生命進入終了的最後階段，你已經無法開口再跟媽媽說話，媽媽抓住僅存的有限時間，一股腦兒說出腦中出現的任何字語，道盡無盡的感謝、祝福與愛，雖然最後跟你說再見，但始終未聽你好好跟媽媽說再見，彼此也未正式好好道別與約定再見，心中有著無限缺憾。

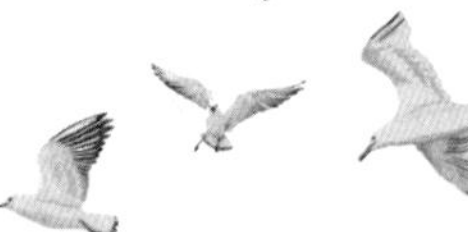

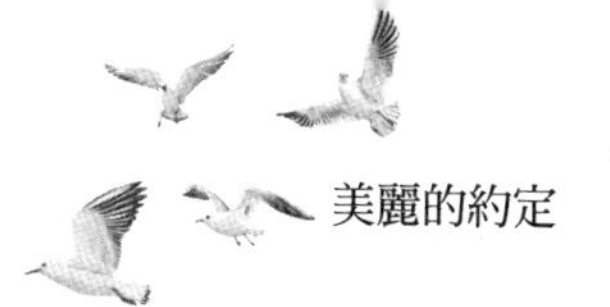

媽媽經過一段沒有你的悲傷過程，從恐懼、害怕、不捨、遺憾、自責，走向更深心靈探索，自性的轉化之旅，慢慢揭開心中迷霧。從中明瞭，我們常因無知而痛苦，因明白而解脫。

不管我們是否有彼此正式道別或約定，媽媽始終相信相愛的人一定會再次相見。也許在相遇那天，我們換了角色、換了面貌，早已物換星移，但在彼此靈魂深處，全然知曉我們是誰。又或著轉為一股愛的頻率、愛的能量互相交融在浩瀚宇宙中彼此喜悅跳躍。我相信這份美麗約定已在你我心中堅定脈動著。

附註1：最後14堂星期二的課，Mitch Albom，大塊文化。
附註2：生死一大事血脈抄，池田大作先生，正因文化。

此生此世如黃金般輝煌的勝利

（將軒軒這一生化為文字）

我的生命啊！
每天都認真努力
為偉大使命而活
我不能輸，要幸福
我生命中持有
天之法則，地之哲學
前進，向我的生命之路前進

人生是一場奮戰
不經戰鬥，何有勝利

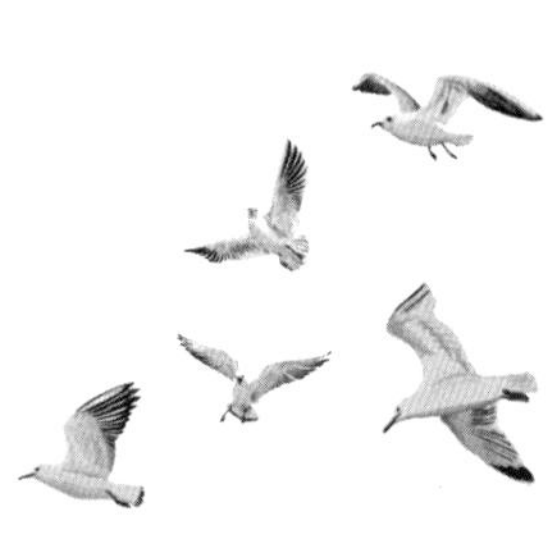

我與勝利同在
不管狂風暴雨，驚濤駭浪的考驗
一定挺起胸膛
湧現旺盛生命與活力
從絕望中燃起希望太陽
開創自己使命之道
從歡喜中活過來
感動了大家
人們稱我是「勇敢戰將」，「生命英雄」

信心不死　靈魂堅毅
不管何時何地
勇敢戰將都能活過來
以嘹亮的歌聲
唱出生命的希望與熱情

以舞動的身姿
跳出生命的光與熱

不是認命的人生
是不斷超越逆境
與自我極限挑戰
贏取勝利的人生

無限戰鬥力，無限生命力
為每一天崇高的使命
活出生命的極致
我不孤單，我不孤獨
心中有偉大生命哲學
堅毅的信念
身邊圍繞無數天使

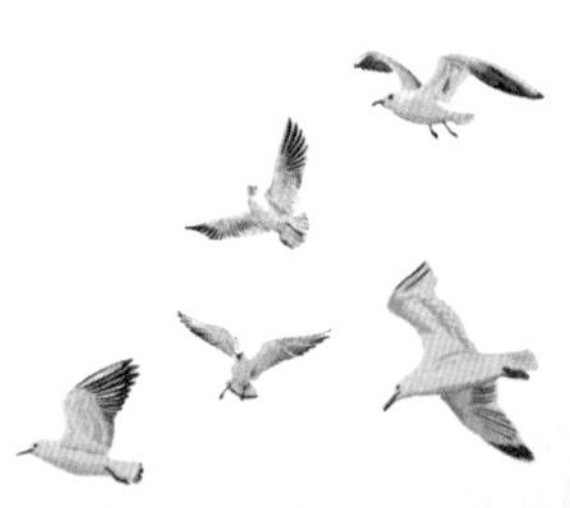

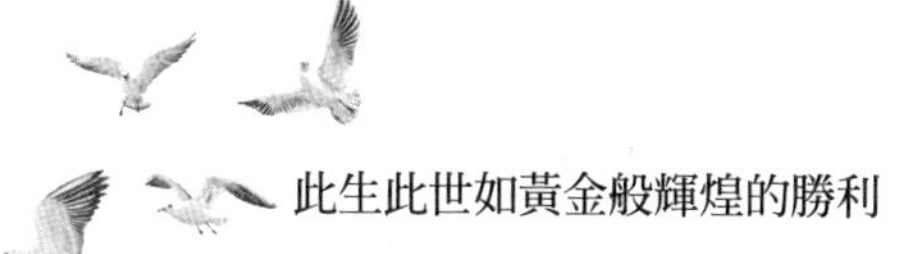

每次奮戰，每次挑戰
每次勝利
與我共戰朋友流出
晶瑩、感動、歡喜的淚水

我奮戰了！
一生的努力，了無遺憾
黃金輝煌般的光芒照耀我身
諸天諸佛齊來讚嘆
所有努力成為榮耀
妝點自我人生
生命是永遠
亙及三世
幸福大境界

附註：閱讀池田大作先生《青春的光彩》一書裡長篇詩，內心由感而發，我將軒軒的魂魄化為文字，字字句句呈現軒軒活出生命的最高境界，此詩敬贈給我摯愛女兒。

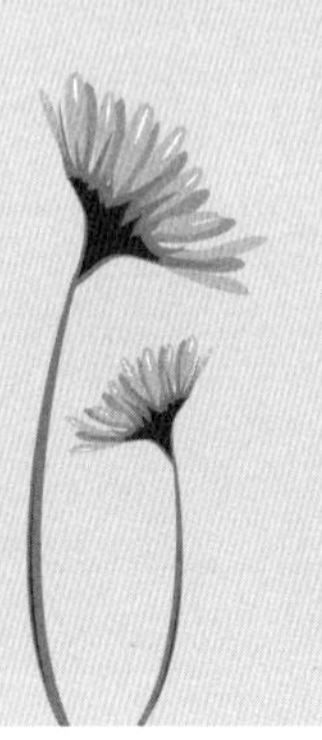

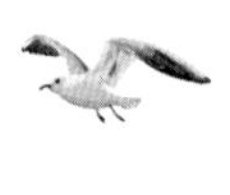

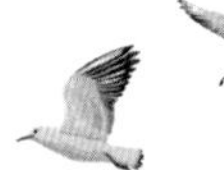

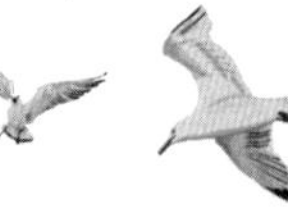

妳看！旭日東升的朝陽

軒軒，這一生努力奮戰
完全刻劃在生命奧底
認真努力活過　沒有遺憾
每一次戰役就是一次勝利
每一次勝利就是一次感動
所有點點滴滴　奮戰足跡
如同美麗的鑽石
閃亮光輝的榮耀自我人生
生命是永恆的，不管在哪裡
諸天諸佛
所有歡喜雀耀的天使
都散發著一道道光芒

給予妳最大守護與讚嘆
引領妳往幸福新生之路前進
妳看
旭日東升的朝陽
如一顆耀眼的寶石
像是宇宙贈予璀璨幸福的勳章
那道光芒化作天地萬物最深的祝福
妳正朝氣蓬勃、明朗、希望
向新人生起航

附註：

我的人生之師池田先生曾說：「火紅夕陽為一天畫上完美句點，餘韻猶存的為明天送上希望。」當我看到旭日東升朝陽，閃耀金碧輝煌的光芒，讓我感受到軒軒充實完成一生使命後，經過黑夜充分休息，又隨著宇宙韻律脈動，如旭日般朝向幸福、喜悅、新生之路前進。

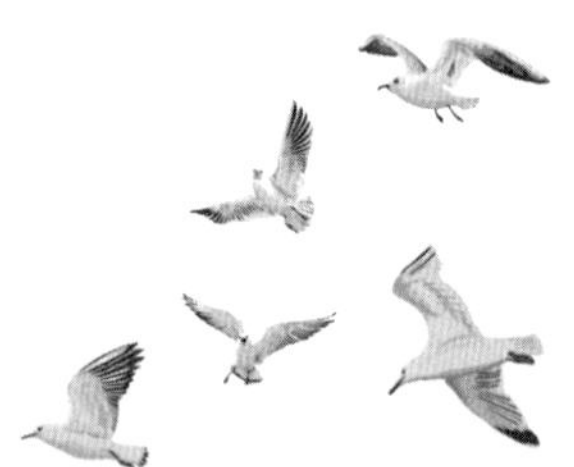

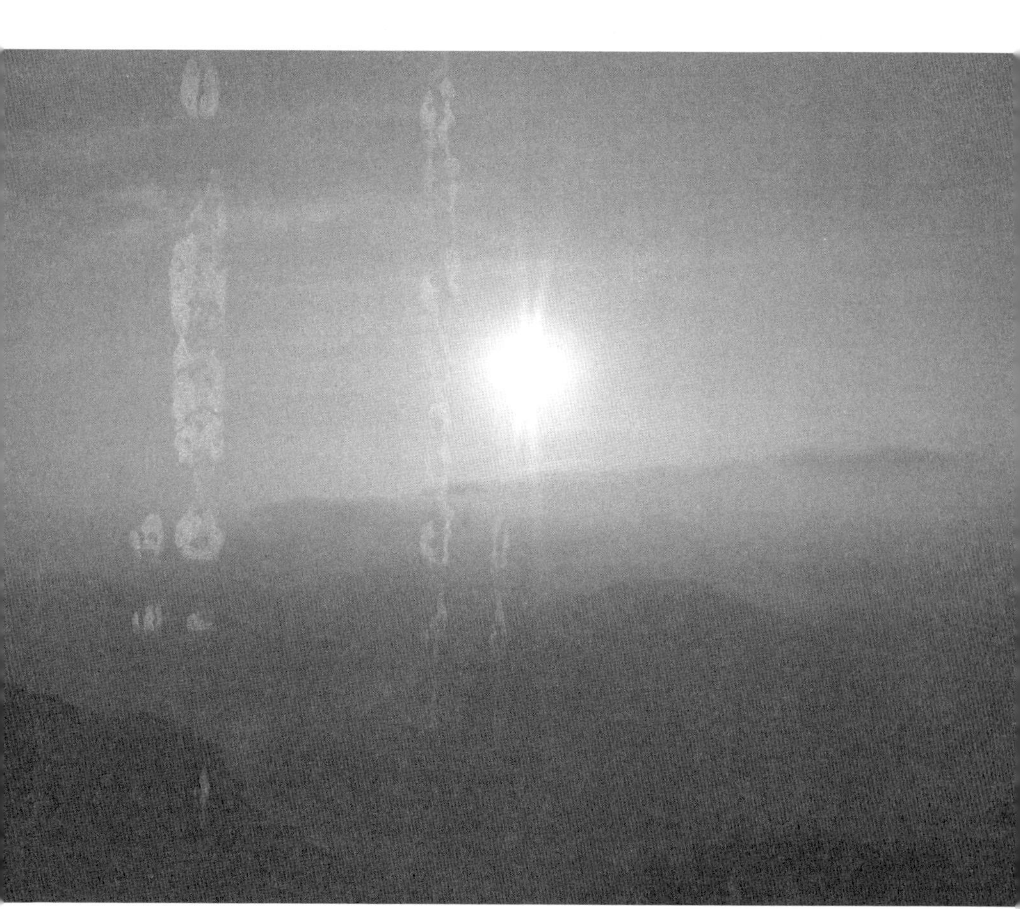

旭日朝陽如一顆耀眼寶石，像宇宙贈予璀璨幸福的勳章。

後記

女兒離去的當刻，正忙著準備追思會相關事宜，一下有太多事情要處理，我的情緒在某種程度上是絕緣的，等所有結束後，事情逐漸沉澱……當絕緣的防衛漸漸磨損……頓時自己被抽離出理智世界，進入完全自我內心的情緒感受，所有思緒完全集中在軒軒身上。恍然間，覺知再也摸不到、聽不到、看不到女兒，那種摯深之愛的連結瞬間剝離，思念之慟又如此啃蝕人心，當下強烈地思念與濃厚的愛全然傾洩而出，毫無招架之力。不知時間是否可以讓這強烈之慼漸漸埋藏心底，那種愛的攪動也不會如此波濤洶湧，但心中卻又對死亡有所困惑，曾經彼此生命交融，致深的連結，會因為形體消逝而被切斷嗎？總認為死亡不是消逝，但我確實又看不到她，如果她依然存在，她又到哪裡了？一連串的問號加上思念的苦痛，於是我啟程尋找答案，我跟隨女兒的離去探索死後世界的神秘之地，突然腦中悄然竄出聲音告訴自己，去尋求專業心理輔導協助，能縮短悲傷歷程，或許能從蛛絲馬跡中探尋到未知

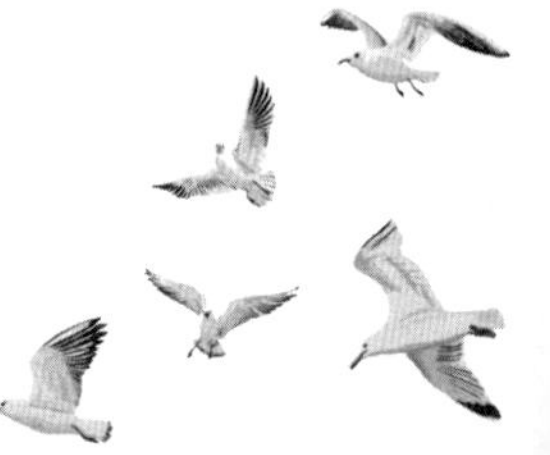

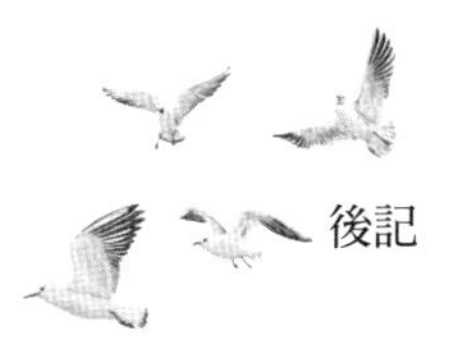

的真相。接下來這段啟程之路就如心理學煉金術（PsychoAlchemy）所說：「踏上屬於自己的英雄之旅，外在風景的迷離，內在視野的印記，回眸之間，哲學與心理學迎面碰撞，一次自我與心靈的深層交鋒。」（附註1）

第一次來到身心靈許添盛醫師診間，一股腦兒說出自己內心的悲痛與不捨，提出種種迷惑與問題，悲傷能量也從心中漸漸被導引出來，就在一問一答的交流中，情緒找到可以宣洩的出口，許醫師提醒我，眼睛所看到的一切，並不完全是真實，所有苦痛都是被自我腦袋所建構出來。一語驚醒夢中人，外在世界是由自己內在認知世界所投射或建構出來，為了破除這種種迷惑與痛苦，唯有不斷自我閱讀、成長、修行，經過理解、再驗正，成為自己的生命哲理。同時心理師告訴我，只要處處留意，會從大自然、一本書、一篇文章、或他人口中說出的話語，接收到女兒要傳達給我的訊息，只要靜心留意會再次與女兒連結。當時紛亂的思緒讓我無法靜心，情緒淹沒了我敏銳的感官。宇宙萬物皆為一體，女兒的精神能量已冥合在宇宙天地間，她未曾離去、未曾消逝，現在我必須打開我的五官五感，用心感應、用心感受，開啟心中靈性天線與她連結。

聖境新世界一書說出：人生中的機緣巧合會以各種形式顯現。面對這樣的機緣巧合，一時間，我們會感到震攝，在某種層次上，我們意識到這類事件是命中注定的，它被安排在這一刻發生，目的在於扭轉我們的生命，把我們推向一個嶄新的、更具啟發性的人生旅程。

瑞士心理學家，科學家，也是現代思想家的榮格，他提出「共時性」，有意義的偶然，意即認知人生中意義深長的巧合事件。榮格對宗教之科學性的發現連結，也幫助我們連結自然與心靈，讓人們明瞭我們處在一個合一的宇宙中。（附註1）

為了探求心中未知的實相，我如飢渴般的大量閱讀書籍，新時代心靈書、宗教學、哲學、美學、性靈學、生死學、心理學……等。從講座、工作坊、音樂會、舞台劇、電影、各種藝術創作、畫展到大自然洗禮，從中培養心靈敏感度，打開通往較高意識門戶。馬庫斯．奧裡略說：「萬物互聯，網絡神聖。」機緣牽引下一波機緣的到來，順著這段探索之流，預知到自身的生命轉化將發生、突破與蛻變。

在偶然機緣下，我接觸到Worden博士的悲傷輔導及生死學大師伊莉莎白．庫伯勒 羅斯的書，這些書讓我認知人在悲傷情緒下所出現種種反應，也給予走在悲傷過程中的我些許寬容與撫慰。一個巧妙的際遇機緣下，得知台北護理健康大學有開設這些課程，就毅然進入北護生死輔導所，選修相關心理輔導課程繼續進修，在學

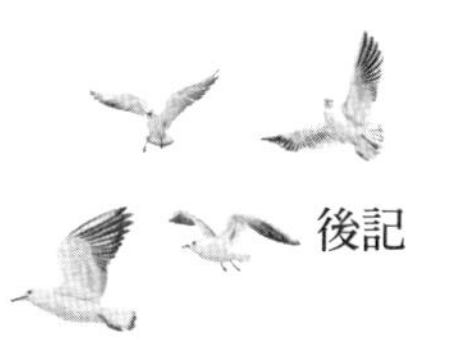

術專業的薰陶與洗禮下，有機會接觸多元化心理學派，尤其存在主義與人本主義，應證在自己生命經歷上，讓我有更深一層體悟與共鳴。弗蘭克常引用尼采一句話：「懂得為何而活的人，差不多任何痛苦都忍受得住。」當我們真正明白自己為何而活時，我們將更有勇氣去面對世上所有的順逆，不僅活得有光采，更活得有意義。（附註2）

在學術殿堂裡，我接觸到榮格心理學，有關夢、無意識、集體潛意識更引領我邁向自我廣大心靈探索。榮格心靈地圖一書指出：「我們做夢的時間和思慮的時間一樣多，感覺的時刻比思考的時刻或許還要更多，人的無意識中充滿各式各樣的情節，這是榮格在他心理醫生的生涯中，最早探索的領域，當科學家和太空人已經在探索物理的宇宙之際，榮格及其追隨者也開始瞄繪人類心靈的廣大內在世界。」榮格是發現內在世界的哥倫布。（附註3）

女兒是引領我向內在探尋的動力艙，一但火力被點燃，就不可能停止。從有限的已知，一路探索進入浩瀚的未知，在這段過程中逐漸認知、反思、吸納、整合更高層次心靈經驗、同時遇見更高、更大的自己。心理學家羅哲斯的觀點：我們完全進入生活經歷、體驗中，讓生命更增其豐厚。美好人生過程也包含痛苦、悲傷、恐懼、憤怒，當我們完全投入體驗中，更能深邃了解愛與勇氣。美好人生過程是現在進行式，是正在經歷中的動態，讓自己伸展、成長，漸漸變得和自己的潛能合一，這當中包含存在的勇氣。過美好人生乃意旨讓自己下水，航入生命之流。（附註4）

很感謝女兒一路引導我，及在生命旅程中與我巧合相遇的老師、朋友們，種種機緣把我帶到更高的意識覺醒與生存層次，讓我成為真正的我，而這個我還在不斷成長與壯大。從生命的探尋過程中，也找到今後人生的使命，嘗盡人生的酸甜苦辣，特殊的生命經歷，更能深刻體會別人遭遇生命種種的苦痛，今後以一顆柔軟的心進入他人苦痛的心靈，用愛來溫暖、同理他人，一起從新發現自己、從「心」出發，讓自我靈性揚昇，找回此世的人生使命。

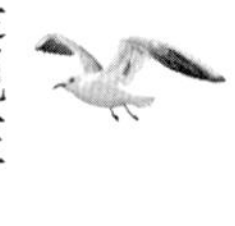

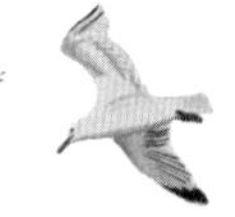

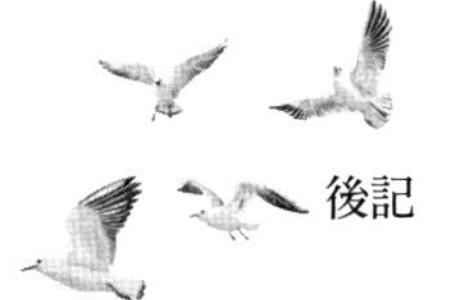

附註1：共時性，自然與心靈合一的宇宙，約瑟夫．坎伯瑞著，心靈工坊

附註2：活出意義來，弗蘭克，光啟文化

附註3：榮格心靈地圖，Muyyay Stein，立緒出版社

附註4：成為一個人，羅哲斯，桂冠圖書

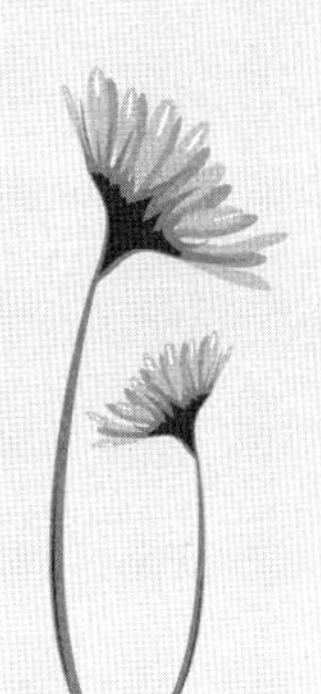

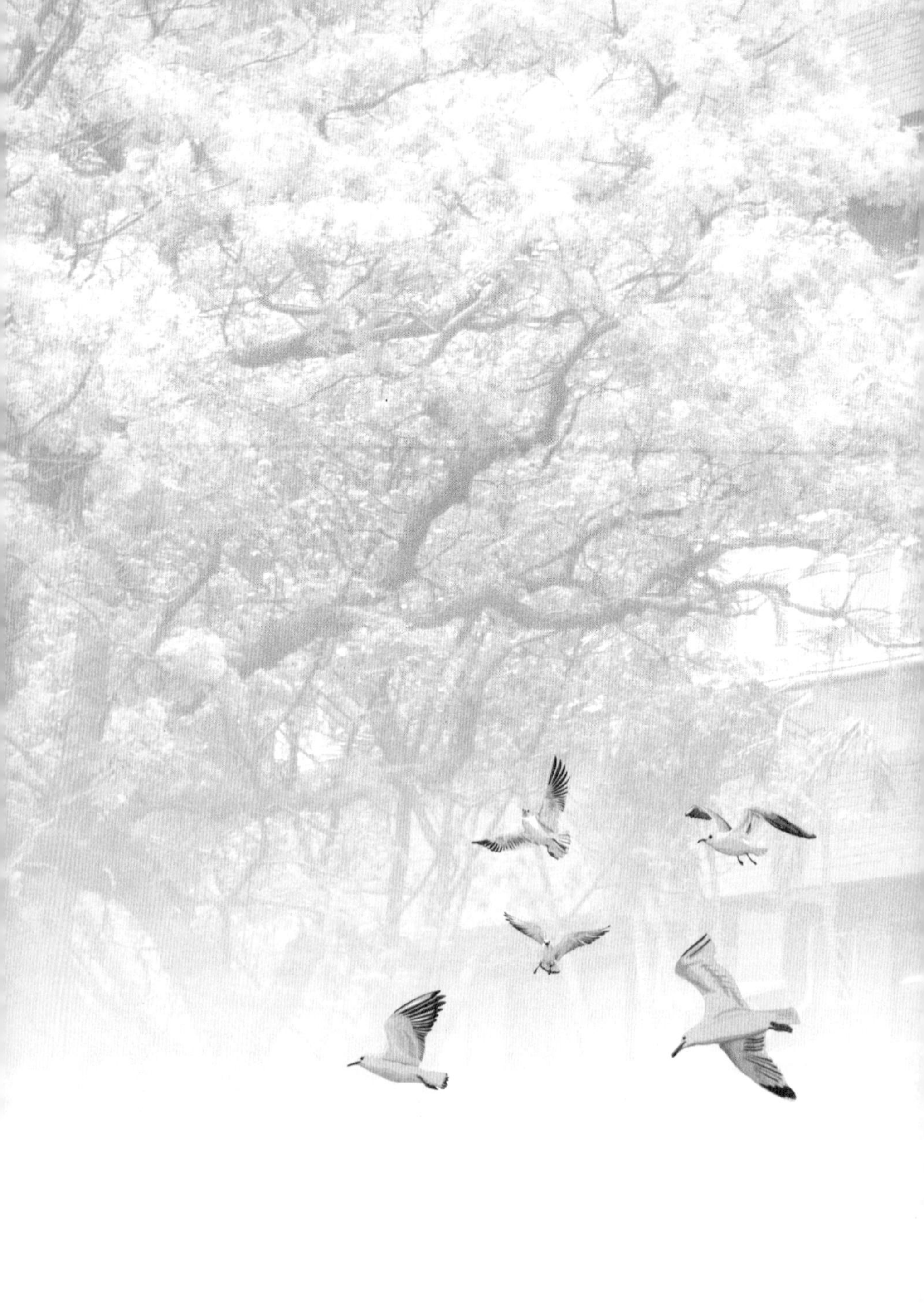

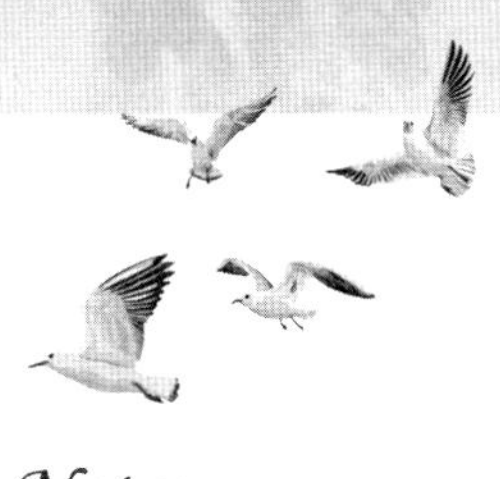

Note:

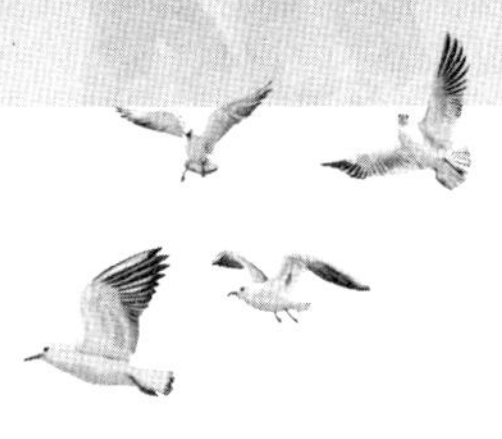

Note:

國家圖書館出版品預行編目資料

千風中的女兒 / 張慧敏 著 --初版--
臺北市：博客思出版事業網：2013.8
ISBN：978-986-5789-03-9（平裝）

1.肝病 2.病人 3.通俗作品
415.53　　102013095

心靈勵志 23

作　　者：張慧敏
美　　編：鄭荷婷
封面設計：鄭荷婷
執行編輯：張加君
出 版 者：博客思出版
發　　行：博客思出版
地　　址：台北市中正
電　　話：(02)2331-167
傳　　真：(02)2382-622
E—MAIL：books5w@gı
網路書店：http://store.pc
http://www.5v
博客來網路書店、博客思網路書店、華文網路書店、三民書局
總 經 銷：成信文化事業股份有限公司
劃撥戶名：蘭臺出版社 帳號：18995335
香港代理：香港聯合零售有限公司
地　　址：香港新界大蒲汀麗路36號中華商務印刷大樓
C&C Building, 36,Ting, Lai, Road, Tai,Po, New,Territories
電　　話：(852)2150-2100　傳真：(852)2356-0735
出版日期：2013年8月 初版
定　　價：新臺幣280元整（平裝）
ISBN：978-986-5789-03-9